10万人以上の肥満治療をしてきて
ひとつの結論に到達しました。

それは——

太っている人とやせている人には
・・・・・
決定的な差がある、ということです。

その差は、何か？
意思の強さ、ではありません。
最大の違いは
「味覚」にあったのです。
実は、太っている人は
「デブ味覚」になっています。
一方で、太っていない人は
「やせ味覚」でした。

では、あなたの味覚をチェックしてみましょう

「デブ味覚」チェック

□コンビニ弁当やスーパーの惣菜がおいしい

□おなかがすかなくても時間になったら食べる

□肉はヒレよりロースだ

□焼き鳥は塩よりタレ派

□こってりした味が大好き

□スイーツは別腹

□添付のタレやドレッシングは使い切る

□ソース、ケチャップは必ずつける

□外食が週５回以上

ひとつでも当てはまっていたら「デブ味覚」のおそれがあります。

「デブ味覚」のままで
ダイエットを始めると、
どんなことが起きるか。

それは「挫折」です。

なぜなら、食べたい気持ちを抑え込んだり
食事制限という「ガマン」
をしないといけなくなるからです。

一方で「やせ味覚」になると、
なぜやせられるのか？

それは、
太る食べ物をあまり食べたくなくなり、
やせる食べ物が好きになるからです。
意思の力で食欲をねじふせなくても
舌が、本能が、やせる食べ物を欲します。

つまり
「ガマン」はまったくいらないのです。

「デブ味覚」を
「やせ味覚」にする方法、
それが、
1日1杯「やせる出汁」を
飲むだけという方法です。

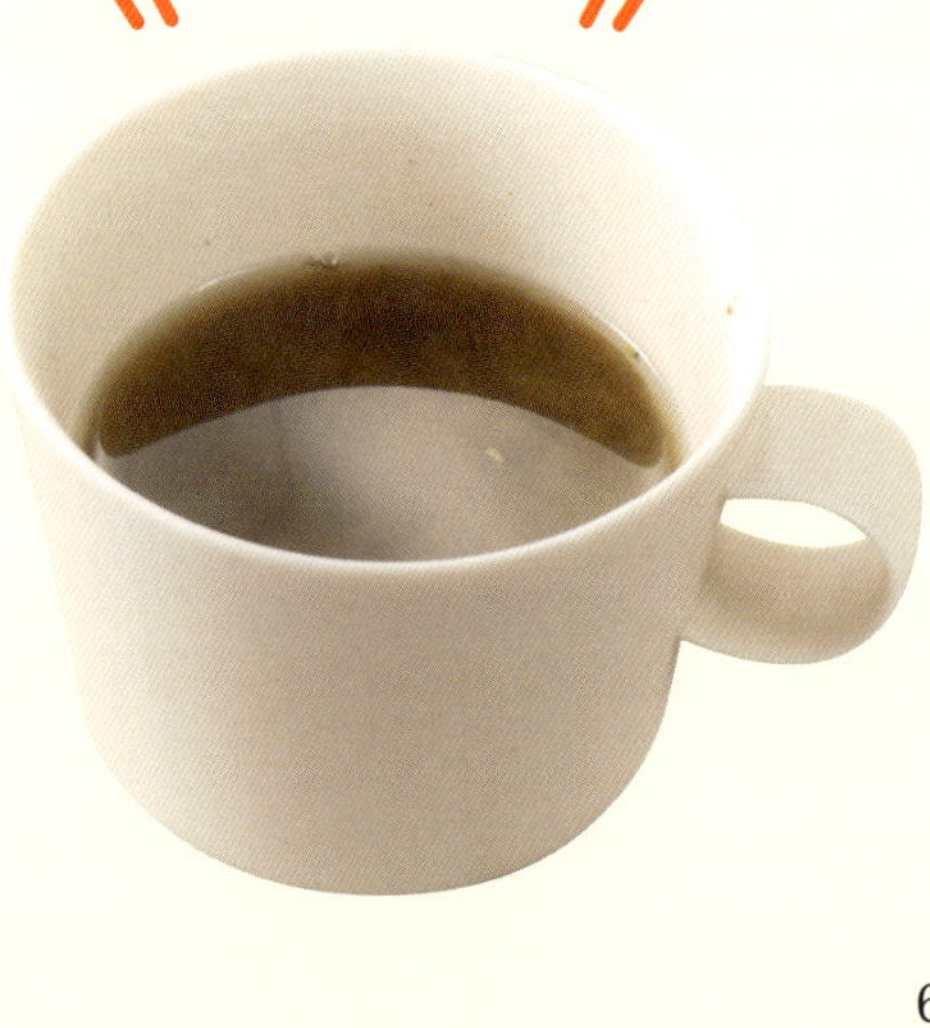

なぜ、
出汁を飲むだけで
やせられるのでしょうか？

それには、５つの理由があります。

←

理由1

味覚をリセットする

狂った味覚センサーを正常化し、「デブ味覚」を「やせ味覚」に変えます

理由2

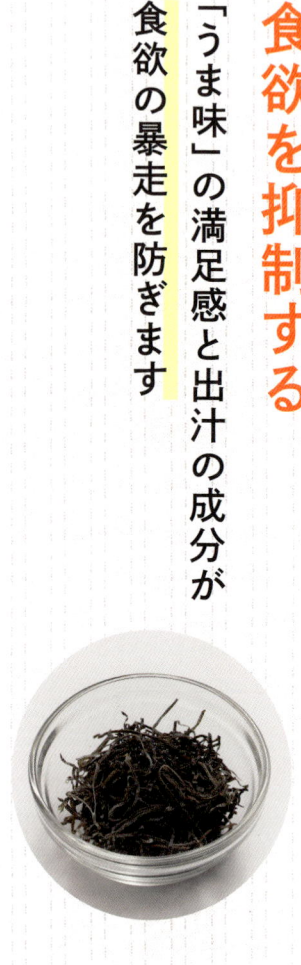

食欲を抑制する

「うま味」の満足感と出汁の成分が食欲の暴走を防ぎます

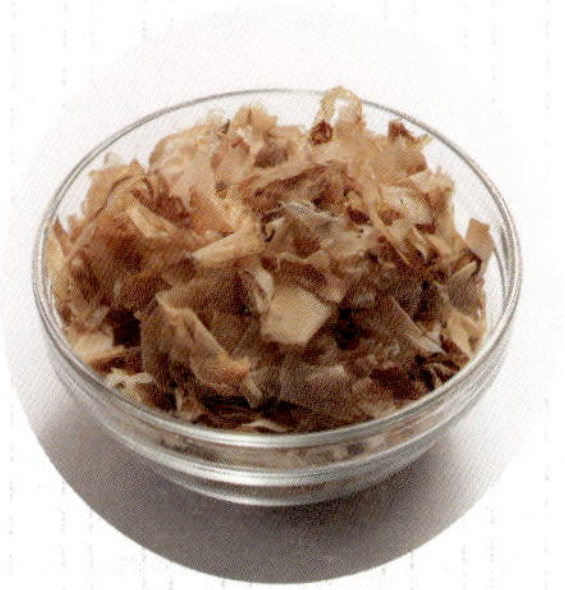

理由3

脂肪を燃焼する

出汁の「うま味」が内臓の味覚センサーに作用、体内代謝を高め脂肪を燃焼します

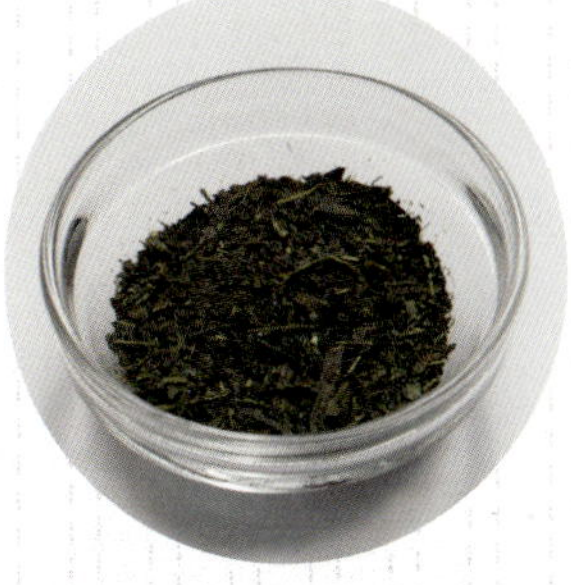

理由4

便秘を解消する

食物繊維など有効成分が作用し、腸内環境を整え、お通じをよくします

理由5

ストレスを緩和する

出汁の香りと有効成分が、ダイエットの大敵、〝ドカ食い〟を防ぎます

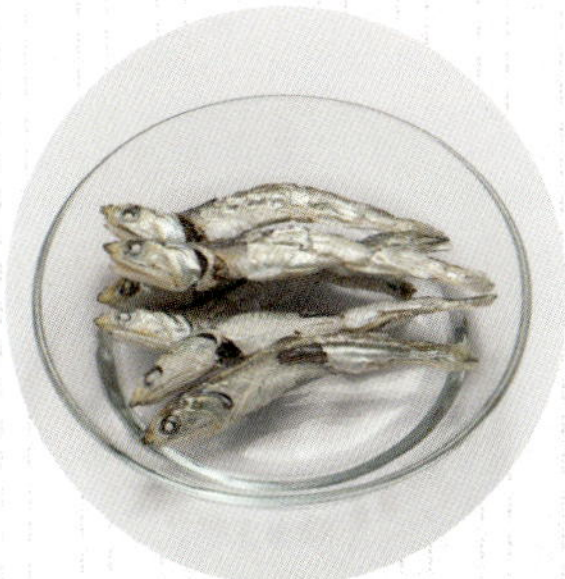

「やせる出汁」のすごい健康効果

「やせる出汁」には、ダイエット効果のほか、うれしい健康効果がいろいろあります。

食欲コントロール

かつお節のヒスチジンが食欲を抑制し、昆布や緑茶のグルタミン酸が食欲をつかさどる脳の視床下部に働きかけて食欲を安定させます。

代謝アップ

かつお節や煮干しのイノシン酸が新陳代謝を、緑茶の茶カテキンが脂質代謝を活性化。代謝が高まるとエネルギー消費量を高めます。

自律神経を整える

うま味成分や昆布の水溶性食物繊維などで腸内環境が整うと、腸と深い関係にある自律神経のバランスも整いやすくなります。

疲労回復

かつお節に含まれるヒスチジンが血流を促進、抗疲労成分とされるアンセリンやカルノシンが疲労回復に役立ちます。

味覚が敏感になる

亜鉛不足は味覚障害の一因。亜鉛が豊富に含まれる「やせる出汁」を飲むことで味覚が敏感になり、薄味を好む舌に変わります。

美肌効果

かつお節や煮干しは皮膚や髪の毛のもととなるタンパク質が豊富。代謝アップ効果などとの相乗効果で美肌をサポートします。

冷えの改善

お湯で溶かした「やせる出汁」を飲むと体が温まり、自律神経のバランスが整い、血流が促進されるなど、冷えの改善が期待できます。

減塩効果

「やせる出汁」の強力な「うま味」で料理の味がきまるので、ほかの調味料に頼らずともおいしい味わいになり、塩分控えめが実現します。

高血圧の予防

出汁の減塩効果はもちろん、イライラの抑制、副交感神経を優位にするなど様々な効果が相まって高血圧を予防します。

「やせる出汁」実際に試してみました！

出汁は体にいい。さまざまなエビデンスからわかっていた事実ですが、今回、私のクリニックでデータを取ったところ、期待以上の効果がありました。

まず、2週間で平均5・3kgマイナスという驚異的な数字です。「やせる出汁を毎朝1杯飲んでください」。お願いしたのはこれだけで、食事量のことまでは言及していません。それでも味覚が変わって薄味を好むようになり、出汁の効果で食欲が抑えられた結果、これだけの数字を記録することができました。

しかも、ただ体重が落ちるだけではなく、ウエストの数値も減り、血糖値や中性脂肪が改善され、体の内側から健康になれることも証明されました。

※減量効果には個人差があります。

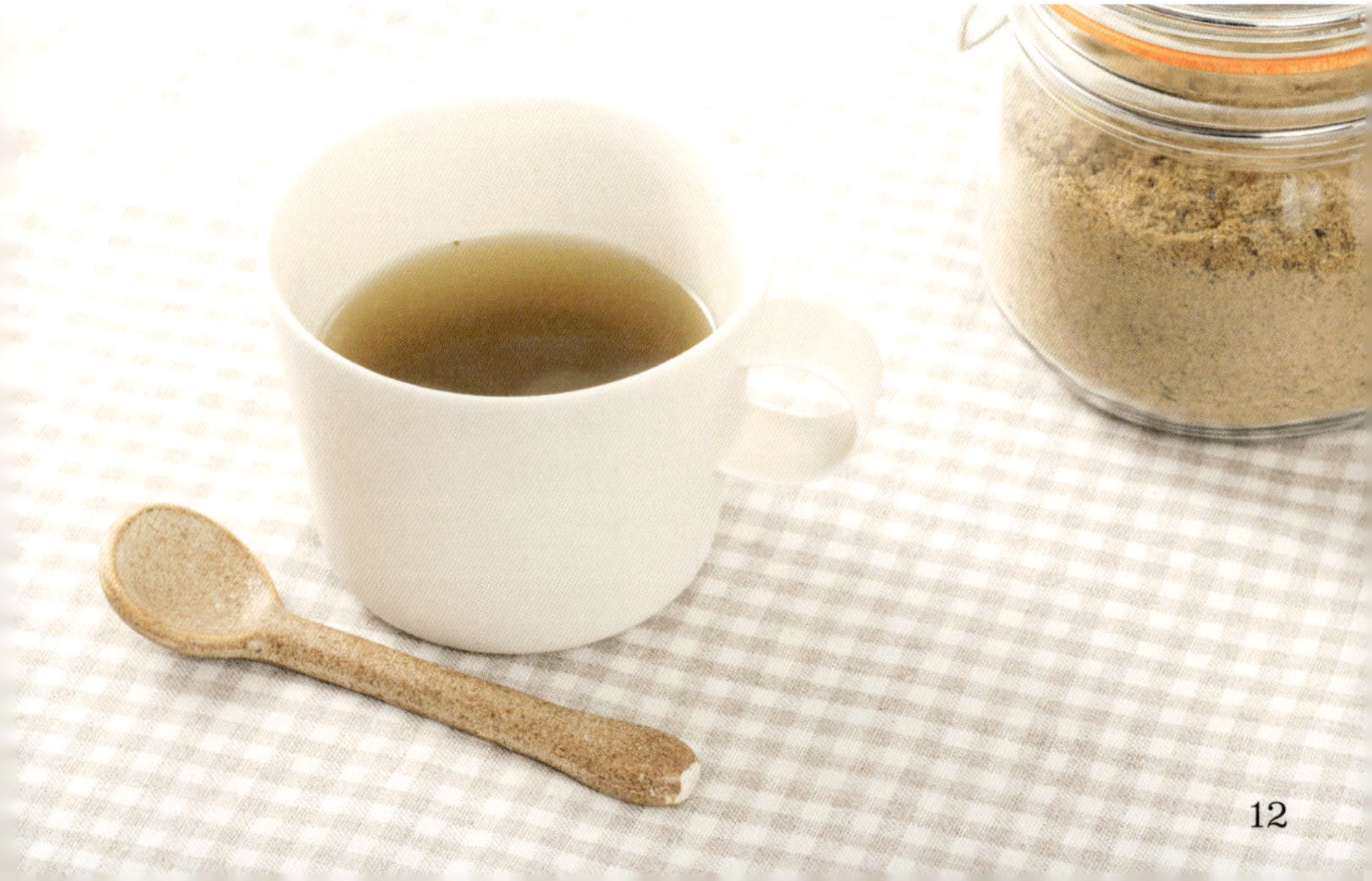

30人が実感！
「やせる出汁」のすごい効果

ダイエット外来に通う30名にご協力いただいたところ、予想を上回る結果が！　わずか2週間で、体重は平均5.3kgも減少。健康に深くかかわる数値にも改善が見られました。

体重が減少！

名前	年齢	性別	Before	After	
I.K	52	女性	95.8kg	90.3kg	-5.5kg
K.S	23	男性	115.4kg	110.3kg	-5.1kg
M.M	40	女性	95.8kg	90.5kg	-5.3kg
F.E	70	女性	93kg	88.2kg	-4.8kg
T.R	52	女性	91kg	85.7kg	-5.3kg
H.K	24	男性	110.4kg	104.3kg	-6.1kg
F.T	48	女性	86kg	81.1kg	-4.9kg
F.T	63	女性	98.2kg	92.4kg	-5.8kg
[illegible]	[illegible]	女性	89kg	84.3kg	-4.7kg
[illegible]	[illegible]	[illegible]	119.7kg	113.6kg	-6.1kg
[illegible]	[illegible]	[illegible]	93kg	87.8kg	-5.2kg
[illegible]	[illegible]	[illegible]	106.4kg	100.6kg	-5.8kg
[illegible]	[illegible]	[illegible]	86.1kg	80.8kg	-5.3kg
[illegible]	[illegible]	[illegible]	84.5kg	79.6kg	-4.9kg
[illegible]	[illegible]	[illegible]	100.6kg	94.8kg	-5.8kg

名前	年齢	性別	Before	After	
G.T	70	女性	85kg	80.3kg	-4.7kg
N.M	40	女性	91kg	86.1kg	-4.9kg
S.H	54	女性	108kg	102.2kg	-5.8kg
K.S	49	女性	78.8kg	74.1kg	-4.7kg
K.Y	27	男性	110.6kg	105.4kg	-5.2kg
H.R	22	男性	117.6kg	111.8kg	-5.8kg
N.Y	39	女性	88.1kg	82.8kg	-5.3kg
S.H	54	女性	108kg	102.5kg	-5.5kg
S.H	51	女性	87.9kg	82.8kg	-5.1kg
K.M	51	女性	94.2kg	88.9kg	-5.3kg
K.H	45	女性	90kg	84.2kg	-5.8kg
T.F	66	女性	78.9kg	74.2kg	-4.7kg
N.K	37	男性	100.6kg	95.4kg	-5.2kg
N.A	48	女性	94.5kg	88.7kg	-5.8kg
H.Y	53	女性	86kg	81.3kg	-4.7kg

2週間で −5.3kg（平均）

ウエストも −5.1cm(平均)!

血糖値、中性脂肪、コレステロール値も改善！

中性脂肪

268 → 135 (平均) [mg/dl]

基準値は、空腹時30〜149mg/dl。中性脂肪値が高くなると脂質異常症となり、脳卒中や心筋梗塞などのリスクが高まります。

悪玉コレステロール

152 → 109 (平均) [mg/dl]

基準値は60〜119mg/dl。血液中の悪玉(LDL)コレステロールが増加すると血管の壁に蓄積され、動脈硬化を進行させます。

血糖値

112 → 85 (平均) [mg/dl]

基準値は99mg/dl以下。血糖値が高いと、糖尿病、心筋梗塞、肝硬変などのリスクが高まります。

※減量効果には個人差があります。

「やせる出汁」で味覚が変わり、やせる人続出！

濃い味に慣れた舌では「やせる出汁」の味がわからず、最初の数日間は苦労したという意見が複数ありましたが、「やせる出汁」をおいしく感じるようになるまでに必要とした日数は、平均すると3日程度。思った以上に、変化は早く訪れます。

「最初はおいしくない」。これは、味覚がリセットされることを実感できる、とてもポジティブな感覚ですので、おいしいと感じられるまで続けてみましょう。その後の変化は、ここに紹介するみなさんの生の声が教えてくれています。

こってり好みのデブ味覚があっさり好みのやせ味覚に！

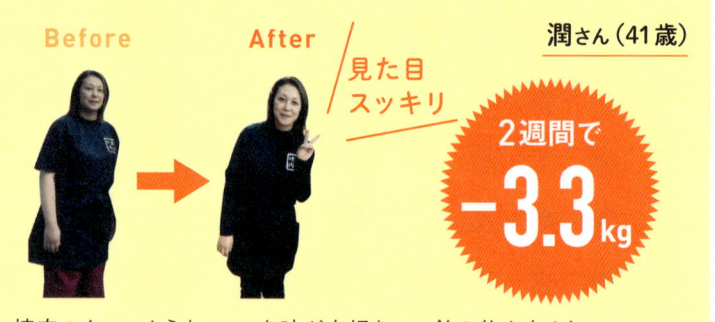

潤さん（41歳）

Before　After

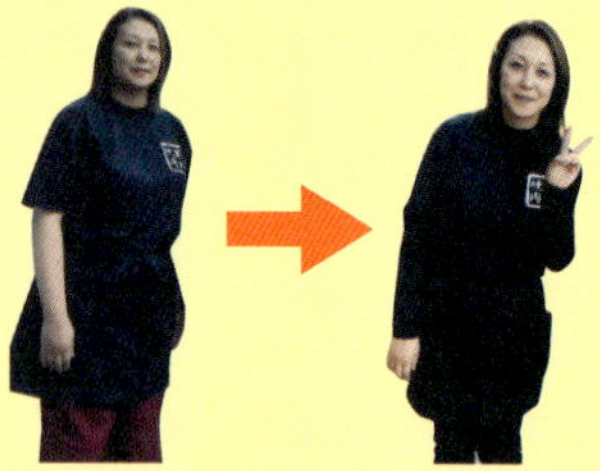

見た目スッキリ

2週間で −3.3kg

焼肉のタレのようなこってり味が大好きで、飲み物も水よりコーヒー、コーラを好んで飲む生活でした。最初は「やせる出汁」の味がまったくわからず、続けられるか不安でしたが、毎日飲んでいるうちに、私だけでなく子どもまで「おいしい〜」というように変わりました。食の好みも温野菜などあっさり薄味を好むようになり、おなかがすいても以前のように食欲が暴走しなくなりました。これからも「やせる出汁」を続けます！

→ 食の好みがガラリと変わり、食欲暴走もストップ！

まだまだあります！ 実践者の声

高田美奈子さん（47歳）

食べすぎもチャラになる驚きの効果！

起床後すぐに「やせる出汁」を飲む生活を始めました。お湯を注いですぐ飲むのではなく、5分ほど置くと出汁の味が引き出されて飲みやすいと思いました。2週間のうちに6回外食しましたが、出汁のおかげか大きな体重の変動もなく、なんと14日で長年念願だった55kgを切ることができました！

→ 外食続きだったのに体重がストンと落ちた！

念願の目標体重に！

O・Mさん（46歳）

飲んで5日で自然なお通じが！

お吸い物が好きだったので、「やせる出汁」は最初からおいしく飲めましたが、飲み続けるうちに、さらに薄味好みになりました。最大の変化は、長年の便秘が改善されたことです。出汁を飲んで5日目の朝から自然な便通が毎日あり、便秘薬ともお別れできました。いまでは毎日スッキリ快適です。

→ 重症だった長年の便秘症が改善！毎日スッキリ！

長年の便秘が解消！

夘野木妙子さん（40歳）

飲むだけで7kgやせた！

飲み始めて5日目から「やせる出汁」がおいしく感じられるようになりました。朝起きて出汁を飲むと、朝食にパンを食べるよりも腹持ちがよく、お昼まで空腹を感じません。水筒に入れて持ち歩き、空腹を覚えたときに飲むようにしただけで、7kgもやせられました！

→ 朝飲むとお昼までおなかがすかない！

2週間で−7kg

D・Hさん

ガマンしないのに食べる量が減った！

朝、「やせる出汁」をゆっくり味わって飲むとおなかが満たされ、自然に朝食を食べる量が減りました。この効果を一日中続けるために、市販のかつお粉などを混ぜて自分流の「やせる出汁」をつくっています。特に昼食と夕食の間に飲むと、より一層の効果があると感じています。

→ 朝飲んで効果を実感。昼も夜も実践したい。

食事量が減った！

F・Sさん（54歳）

飲んで4〜5日で味覚が変わった！

「やせる出汁」を飲み始めて4、5日目から、すべての料理が濃い味に感じられるようになりました。特に、毎朝飲んでいたみそ汁がすごく濃かったと実感。おなかがすくと、あれもこれも食べたいと思うのですが、いざ食べ始めると以前と同じようには食べられません。自然に食事の量が減りました。

→ 味つけの濃さに気づけたことが大きな収穫

濃い味好みが改善

※減量効果には個人差があります。

出汁を飲むだけで
やせられる

そんな簡単で魅力的な方法が、
この本を読めばわかります！

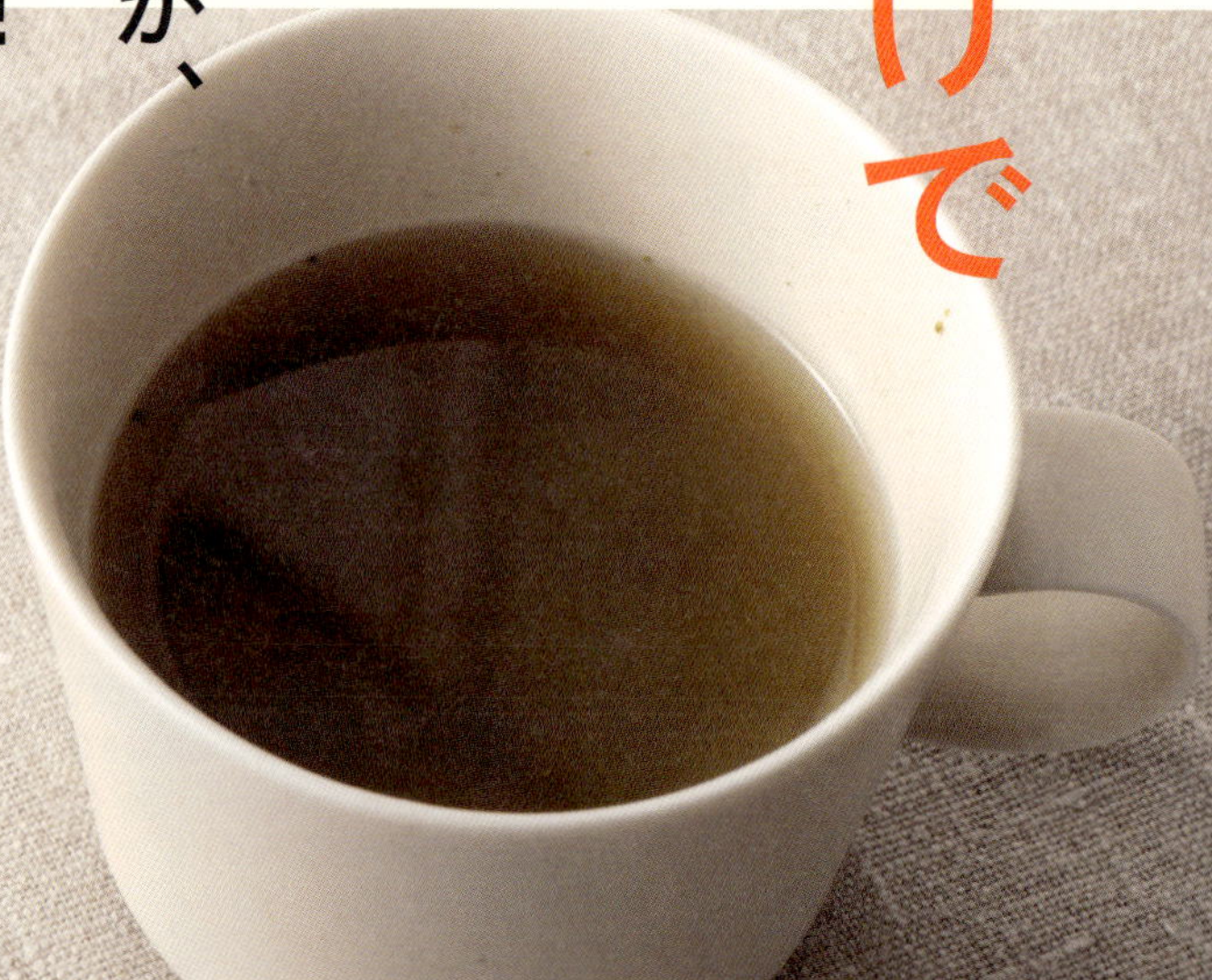

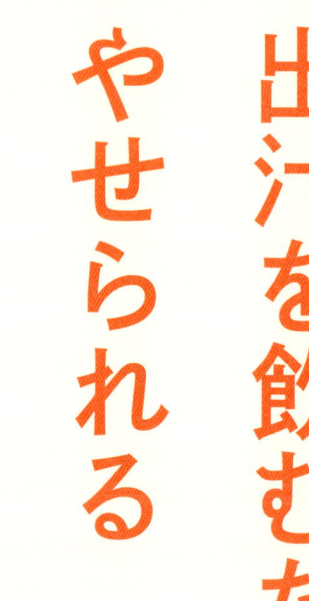

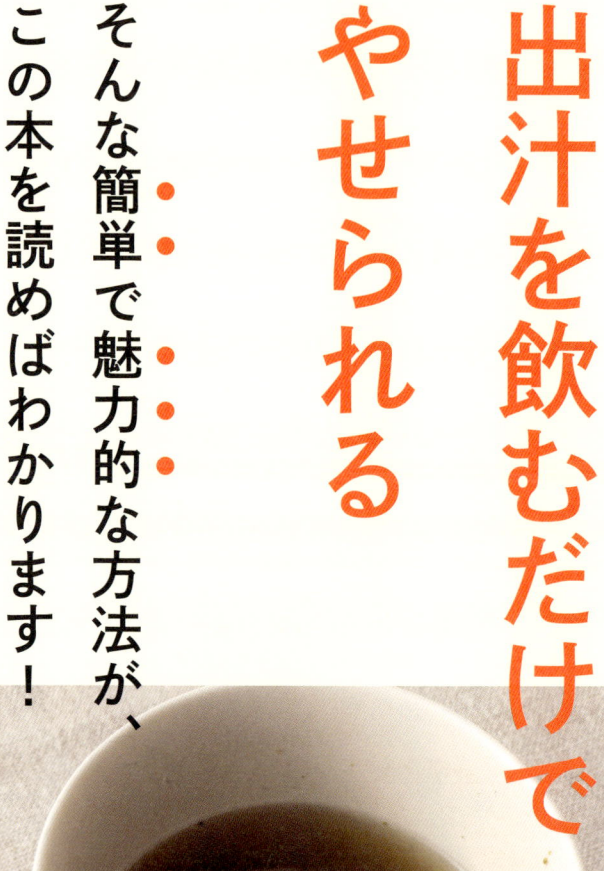

あなたが太っているのは味覚が狂っているからです

私はダイエット外来で、多い日には1日に300人ほど、延べ10万人以上の患者さんと接してきましたが、みなさんダイエットの情報について本当によくご存じです。何を食べたらいいか、どの食材にどんなダイエット効果があるかなど、私がアドバイスするまでもないくらい、たくさんの知識を持っていらっしゃいます。

それなのにやせられず、ダイエット外来を受診されるのはなぜなのでしょうか？

それは、**味覚が狂い、「デブ味覚」になっている**からです。

こってり脂っこい料理、甘辛い濃い味つけ、炭水化物がメインの一品料理、甘いスイーツ、糖分たっぷりの清涼飲料水が大好き。

これに大きくうなずいたあなたは、残念ながら「デブ味覚」の持ち主です。

糖尿病内科医からはじまり、ダイエット外来、自分自身が25キロやせた実体験などから、**何をどう食べるかより、まずは食べ物の入り口となる味覚を正常化させることこそがダイエットの近道であり絶対条件であるという結論にたどり着きました。**

つまるところ、太っている原因の9割は食べ過ぎです。

食べ過ぎを解消してダイエットを成功へと導くカギは、食欲コントロールとストレスコントロールの2本柱しかありません。しかし、味覚が狂ったまま食事内容をヘルシーな食材や味つけに変えたところで、おいしさを感じられず、ストレスがたまる一方です。これでは、ダイエットがうまくいくはずがないのです。

そこで大切なのが、「デブ味覚」を「やせ味覚」にリセットすることなのです。やせ味覚になれば、これまで好んでいた、こってり味や甘い味を舌が受けつけなくなり、ストレスを感じるどころか、満足感に浸りながら食事内容を変えていけます。

その味覚リセットに最適なのが、本書でご紹介する「やせる出汁」です。はっきりいって、これは最強です。ぜひ、まずは2週間お試しください！

工藤孝文

第1章

1日1杯飲むだけダイエット

やせる出汁

1日1杯飲むだけでやせる「やせる出汁」のつくり方

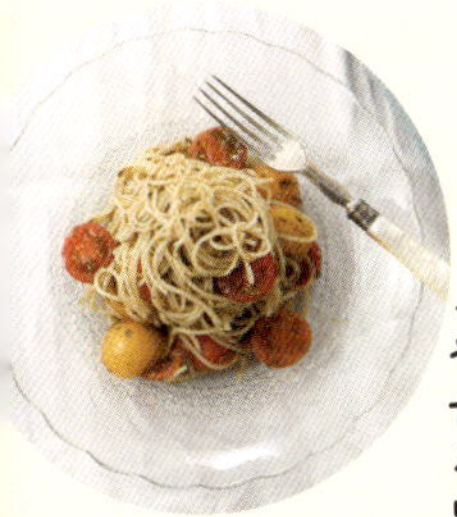

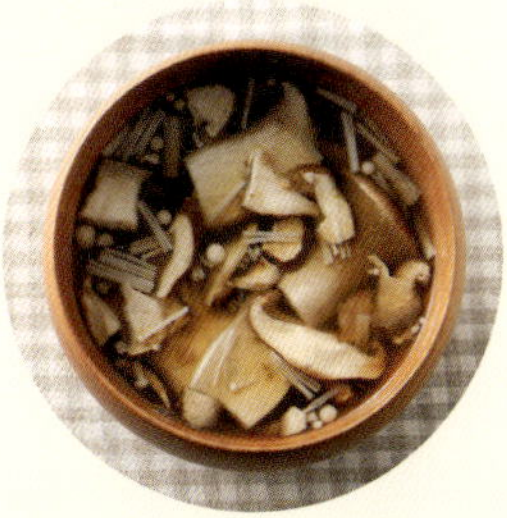

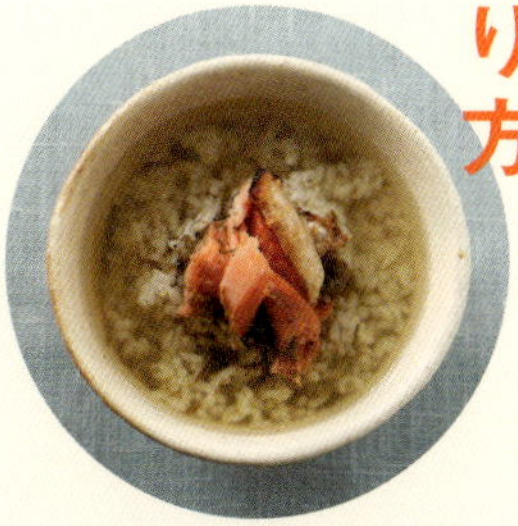

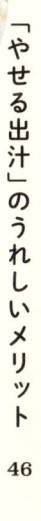

第2章

「デブ味覚」を「やせ味覚」に変えるだけでやせる

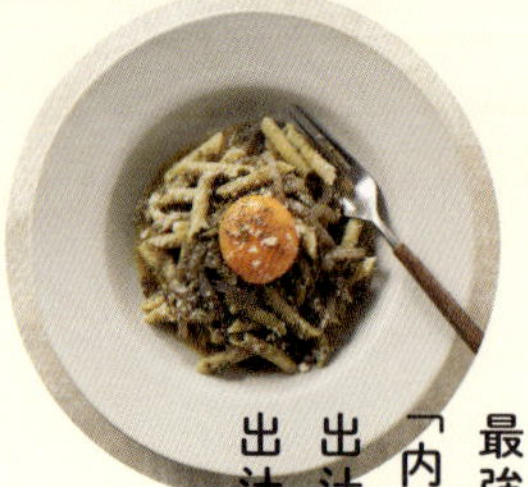

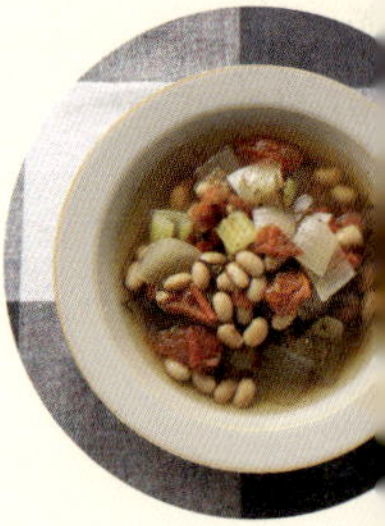

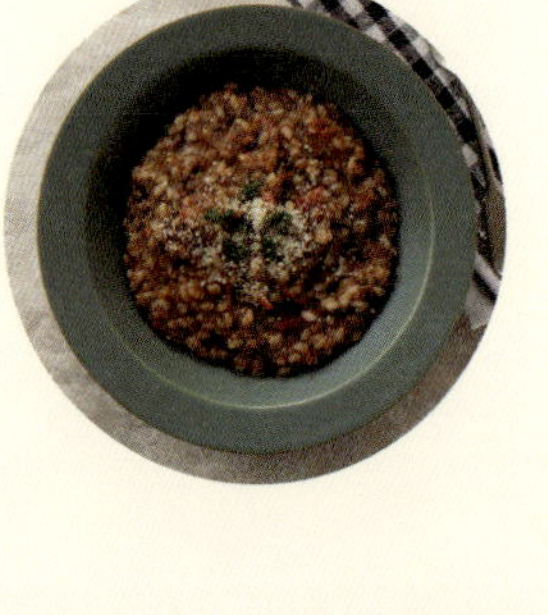

第3章

あなたのデブ行動を「やせる出汁」で正す

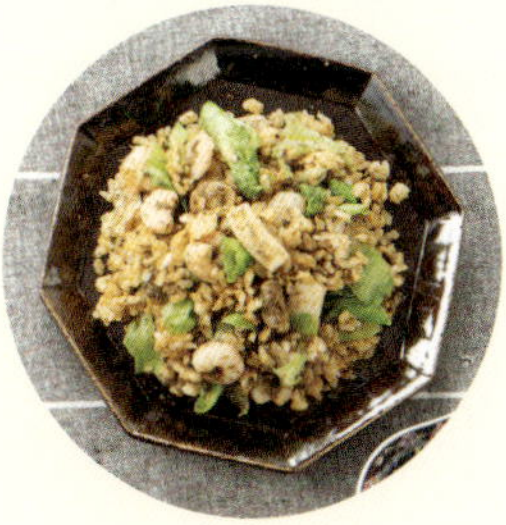

第4章

味覚リセットを成功させる5つの生活習慣

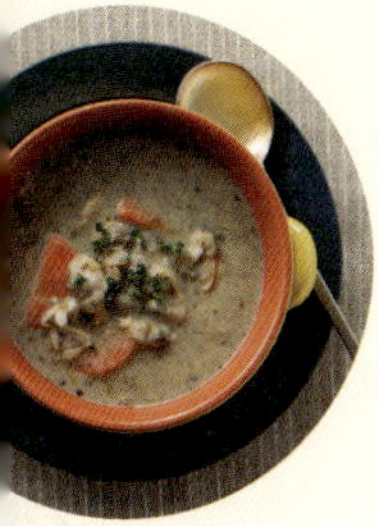

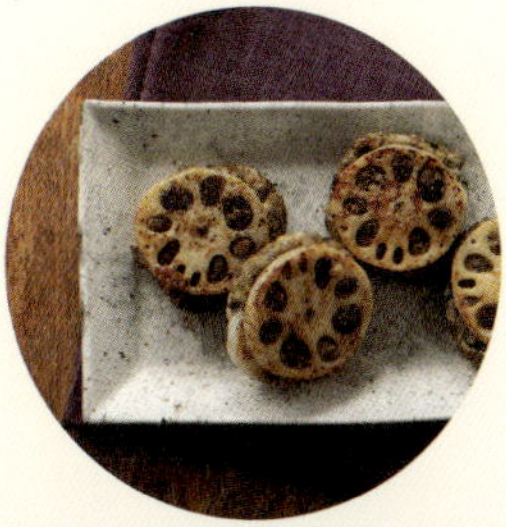

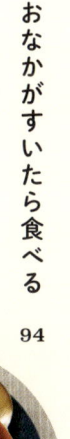

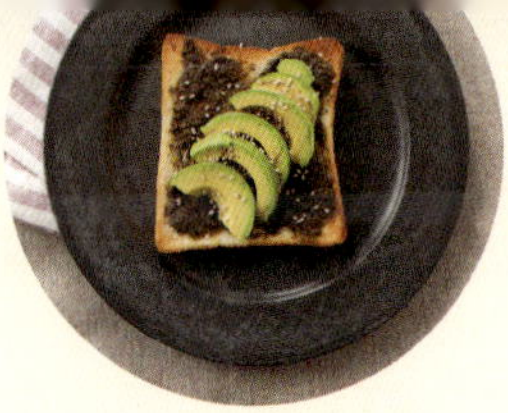

第5章 「やせる出汁」アレンジレシピ

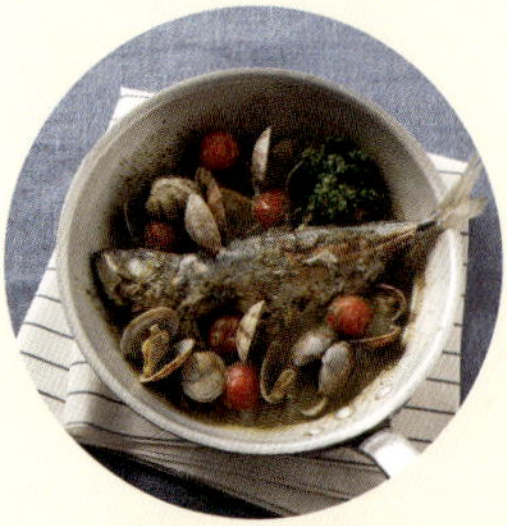

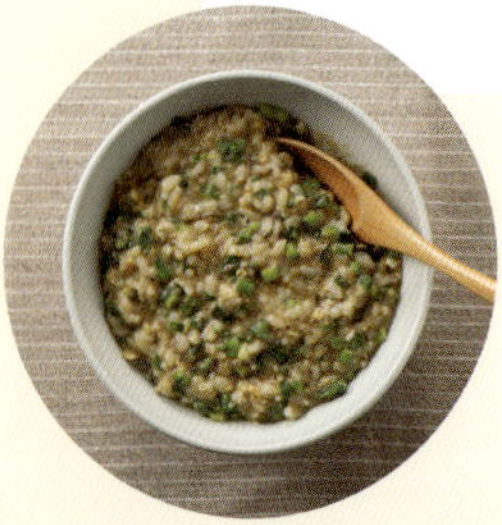

第 1 章

1日1杯飲むだけでやせる「やせる出汁」のつくり方

特製「やせる出汁」はつくり方も使い方も簡単。
4つの素材の味覚リセット効果と
健康効果を最大限に引き出します。

お湯を注いで飲むだけで味覚が変わってみるみるやせる！
「やせる出汁」ダイエットを始めよう

1 マグカップや湯飲みに大さじ1杯の「やせる出汁」を入れる

↓

2 お湯を150～200ml注ぐだけ!

↓

3 完成！

※1分ほど待つと、刻み昆布がやわらかくなってさらにおいしくなります。
※底にたまったお出汁の粉も食べられます。お出汁の栄養成分をあますことなく摂取できるので、ぜひ食べるようにしてください。

毎朝１杯の「やせる出汁」で「デブ味覚」を「やせ味覚」に！

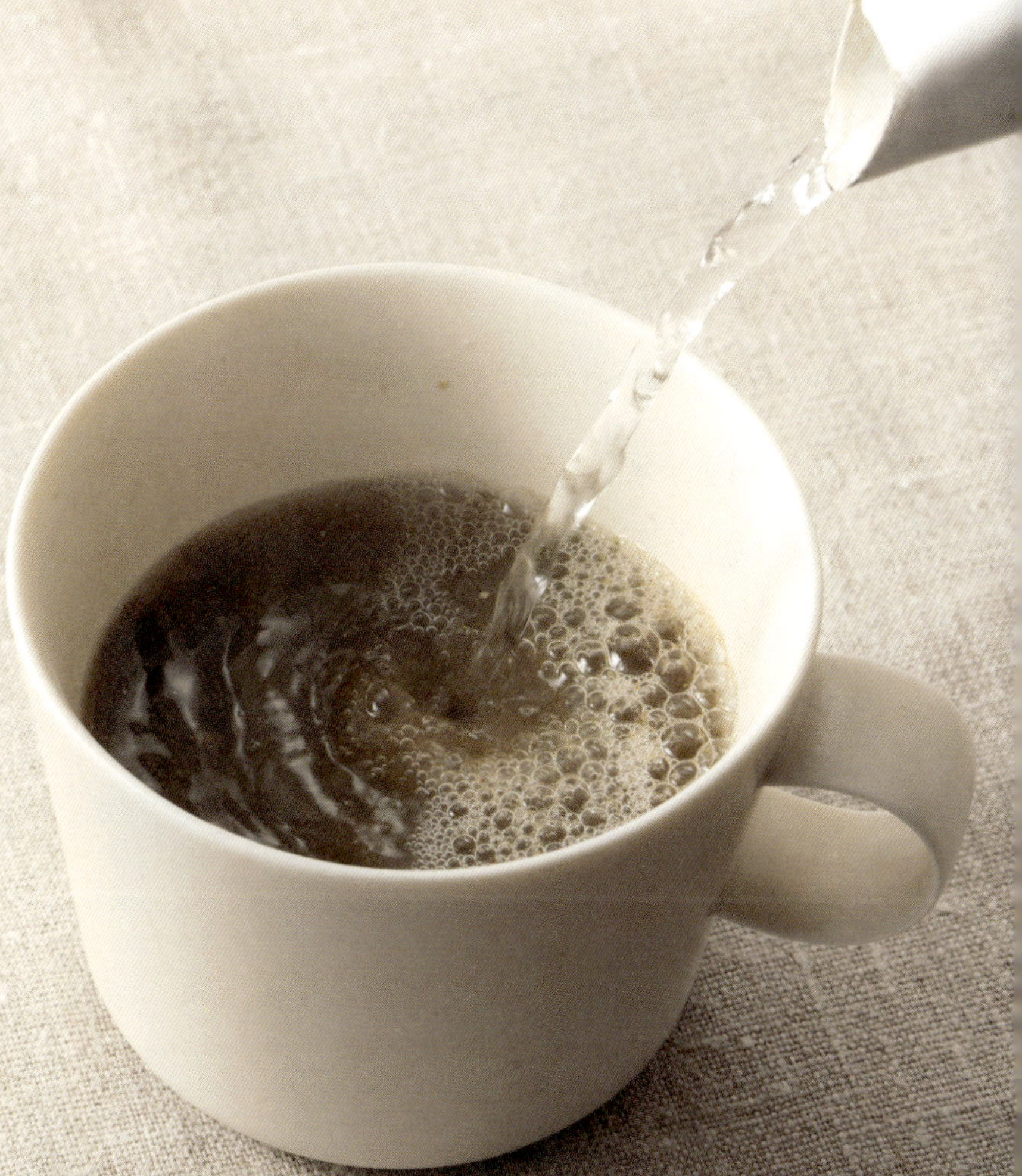

１日の始まりは「お出汁」でスタート

とっても手軽！簡単3ステップ

材料（約55g、大さじ1杯毎日使うと約1週間分）

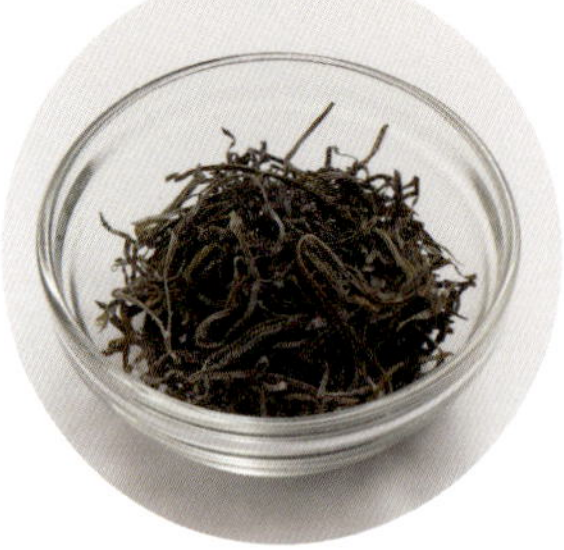

刻み昆布

10g

塩昆布ではなく、塩分を使用していない刻み昆布を選びます。

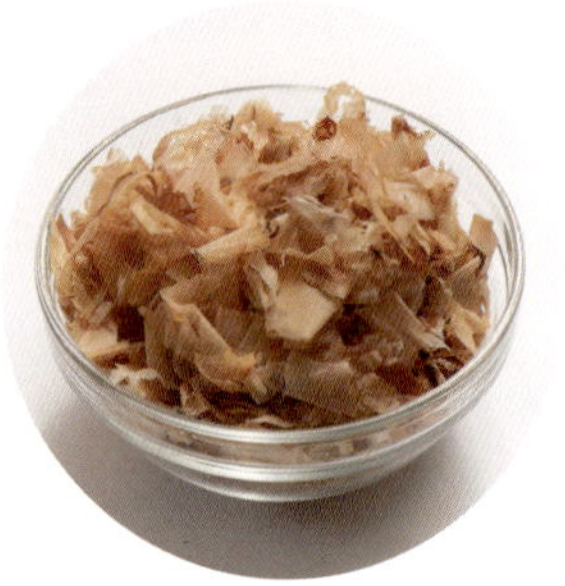

かつお節

30g

スーパーなどで手に入る、一般的なかつお節ならなんでもOK。

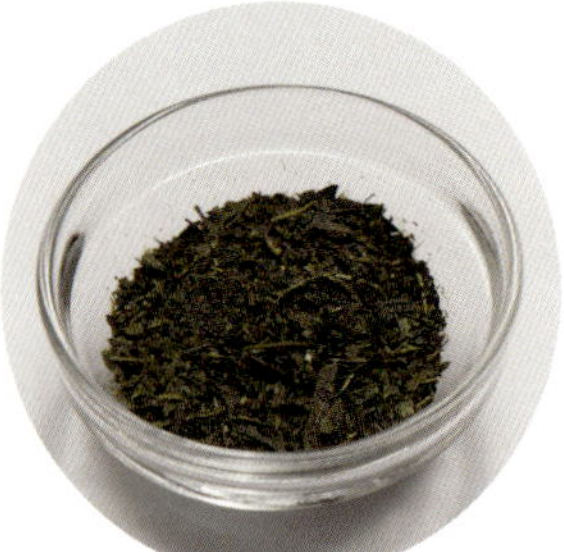

緑茶（茶葉）

5g

緑茶の茶葉であればなんでも。お好みで抹茶やほうじ茶でも可。

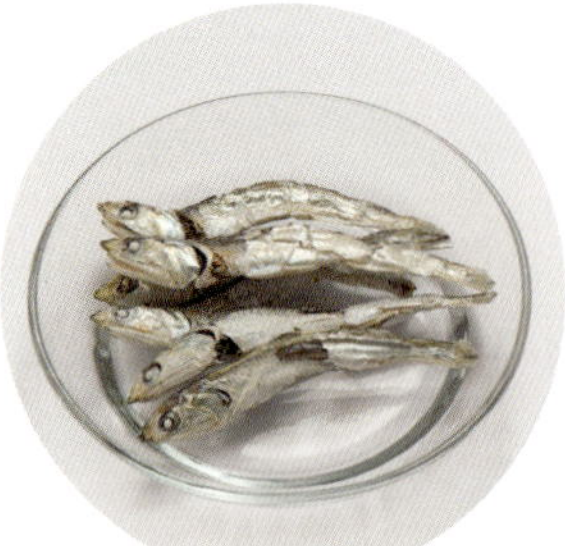

煮干し

10g

頭と内臓は取り除かず、そのまま使用します。大きさは問いません。

つくり方は簡単 3ステップ

1 かつお節と煮干しをフライパンで炒る

↓

2 刻み昆布と緑茶（茶葉）、①をミキサーにかける

↓

3 パウダー状になったら完成！

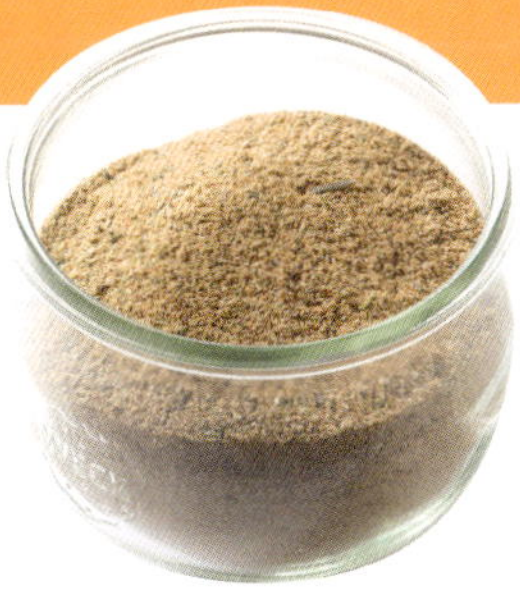

これが「やせる出汁」！

1回つくれば2週間ほど保存できます。
飲んだり、かけたり、料理にも使えます!

← では、実際につくってみましょう！

基本のつくり方

1 煮干しとかつお節を炒る

①フライパンを中火にかけ、水分がとびやすいように煮干しをちぎって入れ、空炒りする（写真A）。
②パチパチと音がしてきたらかつお節を入れ、空気をふくませるようにかき混ぜながらさらに空炒りする（写真B）。
③かつお節が手で軽く握るだけで崩れる状態（写真C）になったら火を止める。

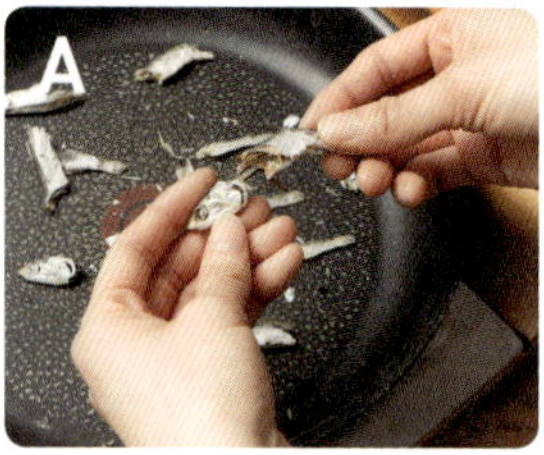

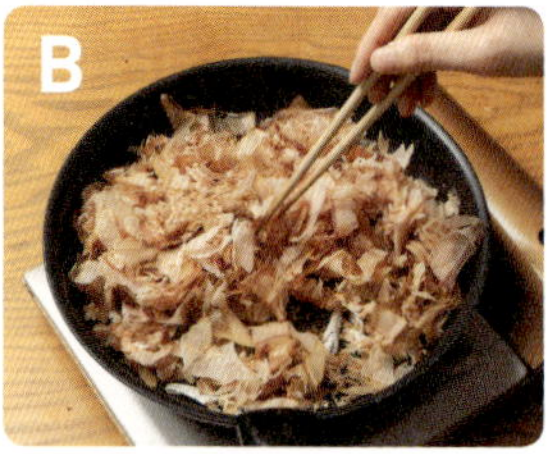

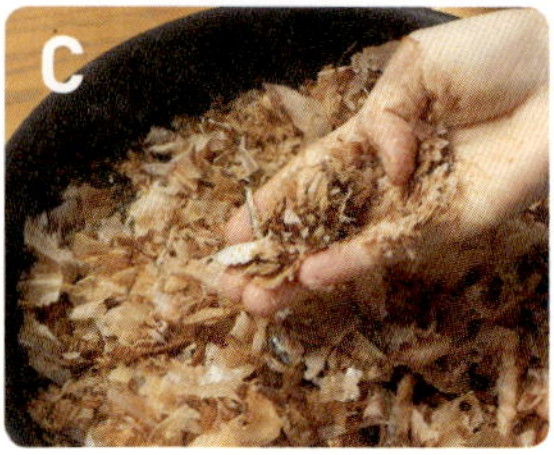

※こがさぬよう火加減に注意。
※やけどに注意して下さい。

2 刻み昆布と緑茶を加えミキサーに

ミキサーに、刻み昆布、緑茶、①の順番に入れて細かく攪拌《かくはん》する。

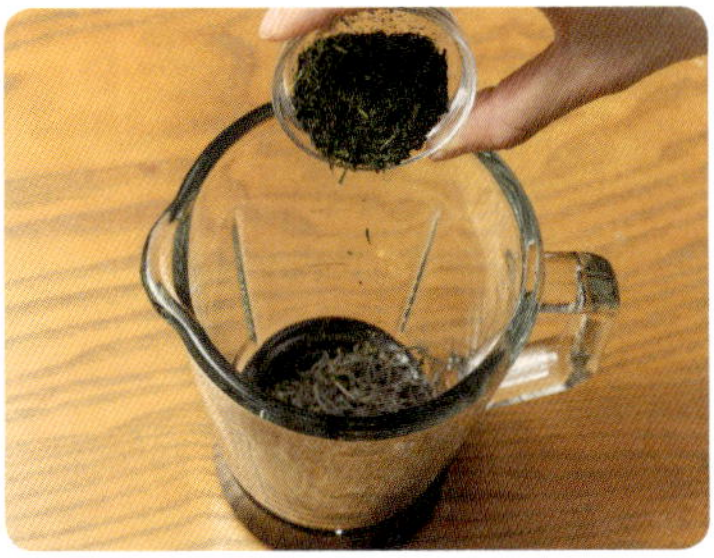

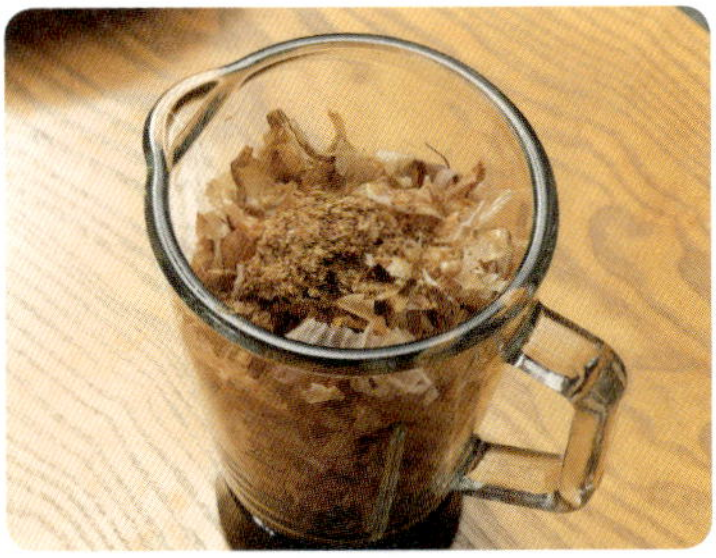

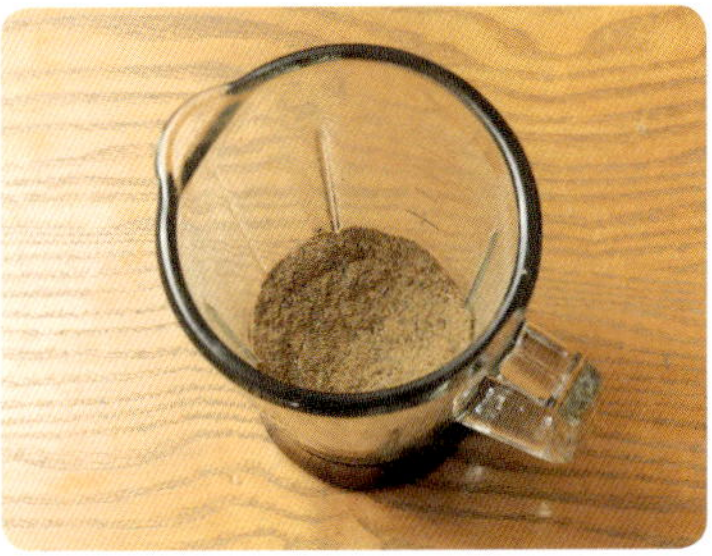

3 パウダー状になれば完成

密閉容器やビンなどに入れて冷暗所で保存します。

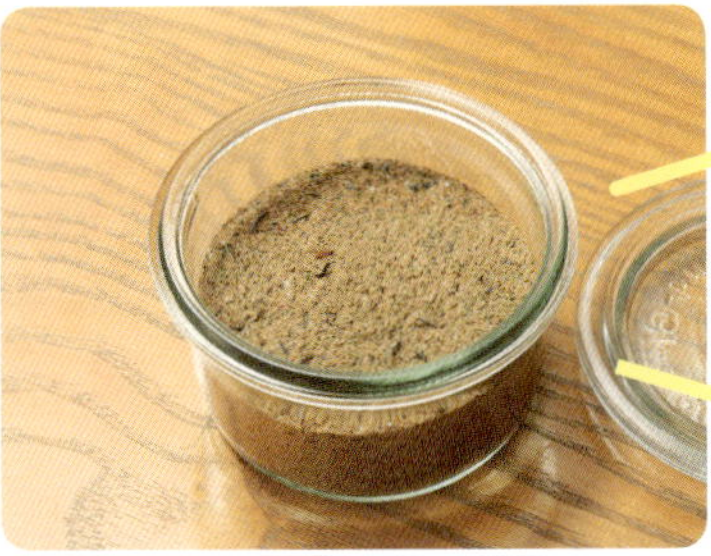

完成

「やせる出汁」のつくり方

お手軽レンチンVer.

電子レンジでのつくり方

1 煮干しとかつお節をレンジで加熱

平らな耐熱皿にクッキングペーパーを敷きかつお節を広げ、そのままラップをせず電子レンジで2分加熱して水分をとばす。同じように煮干しも1分加熱して水分をとばす（ポキッと折れる程度になればOK）。

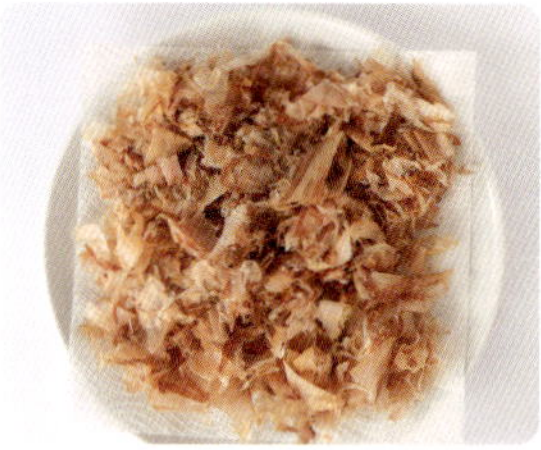

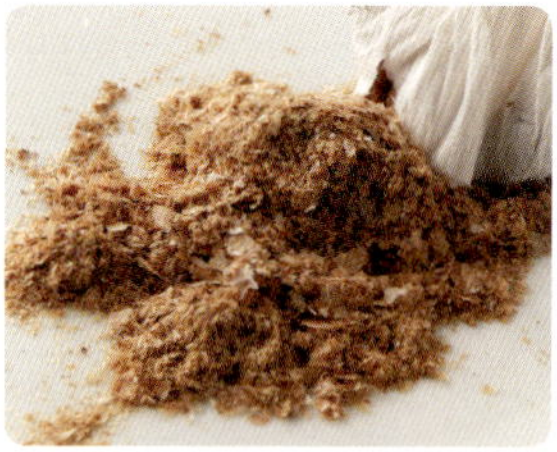

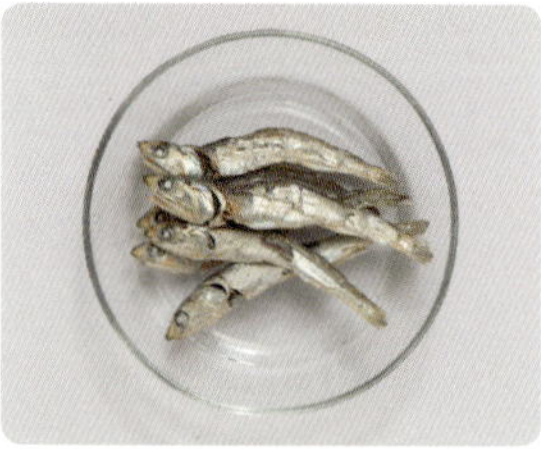

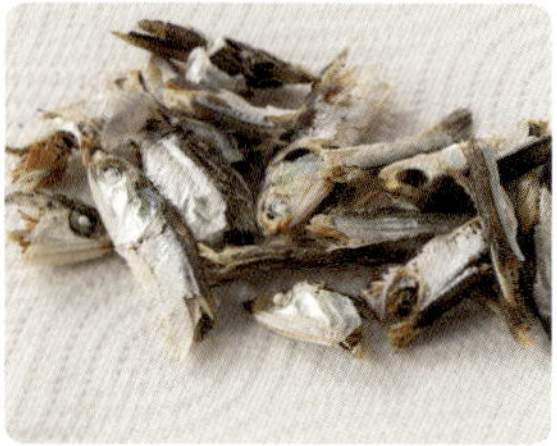

※加熱しすぎに注意。

2 刻み昆布・緑茶と合わせてミキサーに

ミキサーに、刻み昆布、緑茶、①の順番に入れて細かく撹拌する。

3 パウダー状になれば完成

密閉容器やビンなどに入れて冷暗所で保存します。

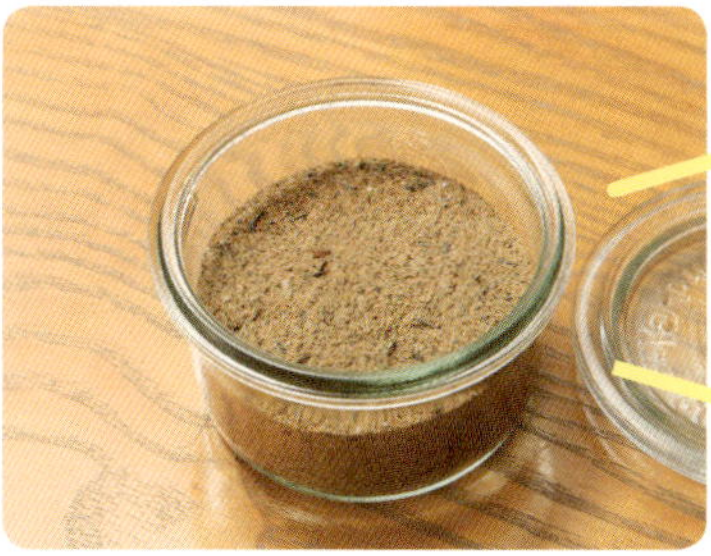

完成!

気になる疑問にお答えします

Q1. 電子レンジもミキサーもないのですが・・・

自宅に電子レンジやミキサーがない、あるいは、できるだけ手間を省きたいという方は、市販の「かつお節粉」、「煮干し粉」、「昆布粉」、「粉茶」を下の割合でミックスして、「やせる出汁」をつくりましょう。

かつお粉		煮干し粉		昆布粉		粉茶
3	：	1	：	1	：	0.5

Q2. 「やせる出汁」の粉残りが気になるのですが・・・

「やせる出汁」は、カップの底に沈殿した粉も一緒に食べていただくのをおすすめしています。でも、粉っぽさが苦手な方や、煮物などのお料理をつくるときに粉を残したくないというときは、紅茶のティーバッグの要領で使用できる、市販の「お茶パック」や「出汁パック」などを利用しましょう。

Q3. 「やせる出汁」の保存期間は？

「やせる出汁」の原料は、もともと保存可能な乾物なのと、つくる過程でかつお節と煮干しの水分をとばしているので、2週間ほどは常温で保存が可能です。必ず密閉容器に入れ、直射日光の当たらない場所に置くようにしてください。夏場は冷蔵庫に入れてもOKです。

Q4. 味覚の変化を実感できるのはどのくらいから？

患者さんのケースでは、早い人で2日、平均すると3日ほどで「やせる出汁」をおいしく感じるようになり、こってり味や濃い味つけを避けるようになっていきます。

Q5. 1日どのくらいまで食べてよいですか？

朝・昼・晩大さじ1杯の「やせる出汁」のほか、料理に適量を使う程度は問題ありません。

Q6. 子どもも食べられますか？

天然素材が原料の「やせる出汁」は、お子さんの味覚を育てます。アレルギーがなければ、ぜひ食べてください。

4つの素材のすごいパワー

かつお節

食欲抑制効果で大注目の成分「ヒスチジン」を豊富に含む！

うま味成分「ヒスチジン」は高い食欲抑制効果があることで知られています。「ヒスチジン」が含まれた食事の摂取で、食事量が3割減るというデータも！

また、細胞の新陳代謝に欠かせない亜鉛を含み、味を感じる舌の味蕾《みらい》の新陳代謝が促進されることで、味覚リセットがスムーズに。

さらに、かつお節中の「トリプトファン」は幸せホルモン「セロトニン」をつくり、ダイエット中のイライラ防止に役立ちます。

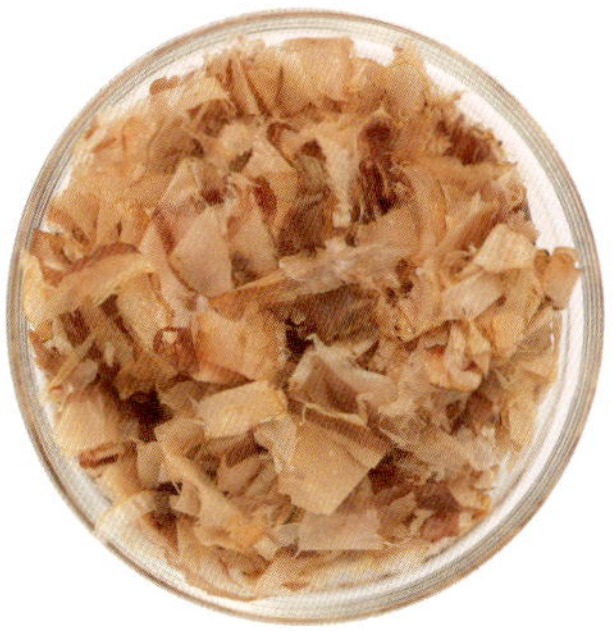

- 食欲抑制効果
- 新陳代謝を活性化
- 味覚を正常化
- 幸せホルモン生成＆イライラ防止

煮干し

イノシン酸、DHA、EPAの
トリプル効果で老化を防止し若々しく

全身の細胞を活性化させて老化を防止する効果で知られる「イノシン酸」を、なんと、かつお節の2倍以上も含んでいます。

さらに、脳の老化予防や認知症予防、高血圧の改善に効果的なDHAやEPAを豊富に含むほか、カルシウムとカルシウムの吸収・代謝を助けるビタミンD、体のすべての細胞のもととなるタンパク質もたっぷり。

「やせる出汁」ではこれらの栄養素を丸ごといただけます。

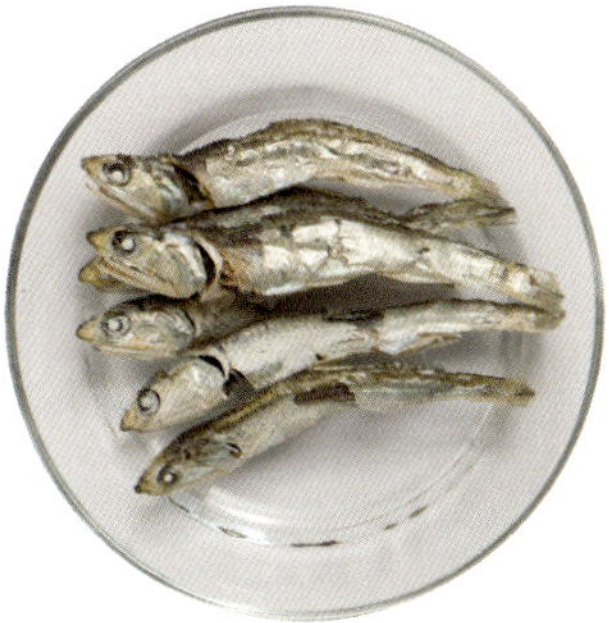

細胞の活性化&老化防止

新陳代謝を活性化

DHA・EPA豊富

カルシウム豊富

刻み昆布

うま味の相乗効果を引き出し
ネバネバ成分で腸内環境を整える

うま味成分の「グルタミン酸」を豊富に含みます。「イノシン酸」と合わせて食べると『うま味の相乗効果』により、飛躍的においしく感じられます。

ぬめりのもとは食物繊維のアルギン酸「フコイダン」。排せつを促したり、腸内環境を整えるのに役立ちます。また、腸内の運動を活発にし、食事生産熱を促進、代謝を高めます。

さらに、食欲の増進・減退にかかわる「レプチン」の生産を安定させ、食欲をコントロールします。副交感神経の活動を促すので、イライラ防止、リラックス効果もあります。

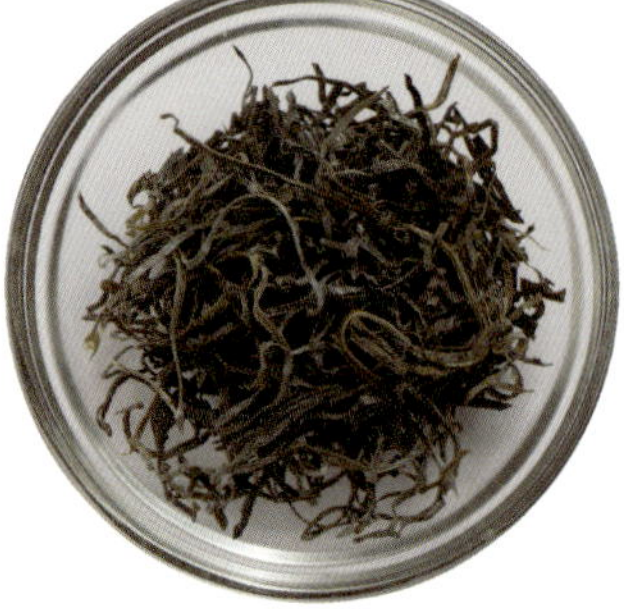

- 腸内環境を整える
- 食欲コントロール
- デトックス
- 自律神経を整える
- イライラ防止

緑茶

リラックス作用でストレスを緩和。
脂質代謝を活性化してためない体へ

うま味成分であるアミノ酸の一種「テアニン」が含まれるので、リラックス作用があります。副交感神経に働きかけてストレス緩和や睡眠の質を改善します。また、「茶カテキン」を摂取すると脂質代謝が活発化するという報告も。摂取し続けることで腸内の善玉菌が増加し、悪玉菌が減少するという研究もあります。

味覚リセットと腸内環境の改善に役立ち、ダイエットを後押しします。

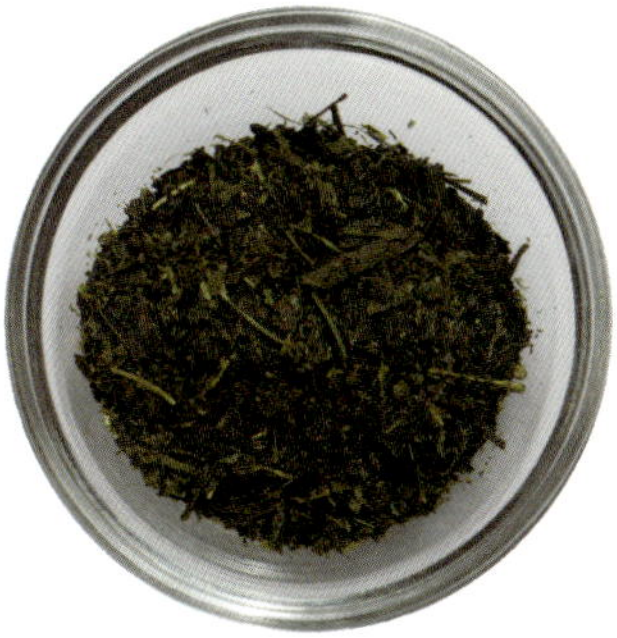

- リラックス作用
- 自律神経を整える
- ストレス緩和＆睡眠の質向上
- 脂質代謝活発
- 腸内環境整える

素材の組み合わせで効果倍増！

アミノ酸の相乗効果で「うま味」アップ！

各素材を別々に味わうときと比べて、アミノ酸（うま味成分）を２種類合わせるだけでもうま味が７～８倍もアップ！　うま味が増すと満足感もアップするので、ドカ食いがセーブされ、余計なものを食べたくなくなります。

自然由来の複雑な味で味覚リセットを強力に促進

植物性の素材と動物性の素材を組み合わせることで、味に複雑さと深みが出ます。それが独特のうま味とコクを生み、満足感を高めます。飲み続けることで自然のままの味のおいしさ、奥深さを感じるようになり、味覚をリセット。

ダイエット中に不足しがちな栄養素を摂取

栄養素はそれぞれ補い合って効果を発揮するもの。4つの素材からつくる「やせる出汁」は、ダイエット中に不足しがちなカルシウムもビタミンＤの相乗効果で、効率よく体内に吸収されます。亜鉛や食物繊維など、積極的に摂りたい栄養素もたっぷり。

イライラを緩和し、ストレス食いを防止

4つの素材それぞれに気持ちを安定させるのに役立つ作用がいろいろ含まれます。出汁のうま味効果で自律神経を整えてイライラを抑えるとともに、トリプトファンなどの成分がホルモンなどにも働きかけ、ダイエットの大敵、ストレス食いを防ぎます。

お湯を注ぐだけ！
飲み方いろいろ アレンジレシピ

「やせる出汁」の香りと味わいは毎日飲んでも飽きることがありません。でも、ときには気分を変えてガツンとした味や食感が欲しくなるときも。おすすめのちょい足し食材を選びました。ぜひ、お試しください！

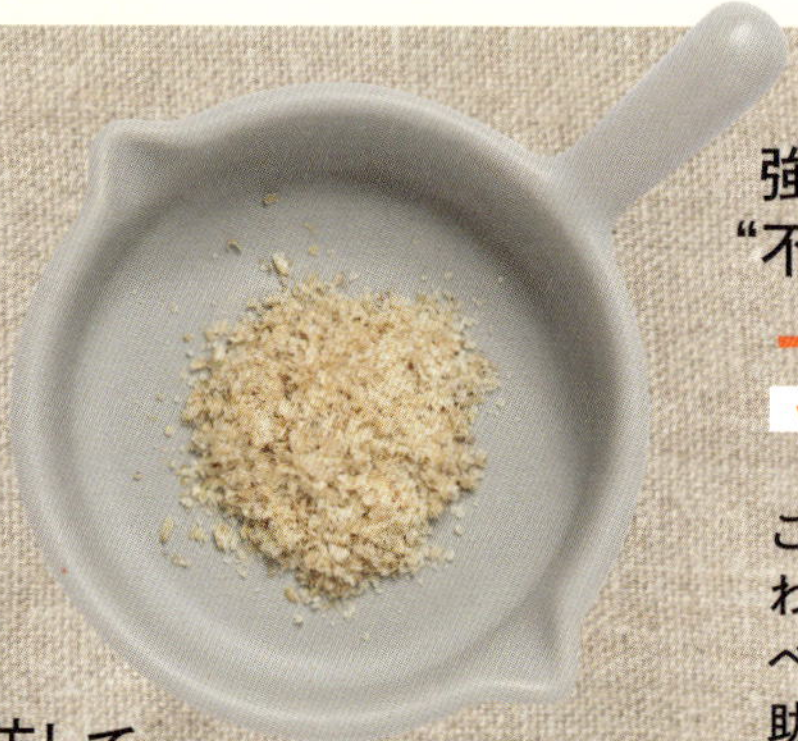

強い抗酸化作用で
“不老長寿の薬”とも

すりごま

ごまの香ばしさが加わり、お菓子が食べたくなったときの助っ人食材としても。

体のサビを予防して
免疫力を高める

大葉

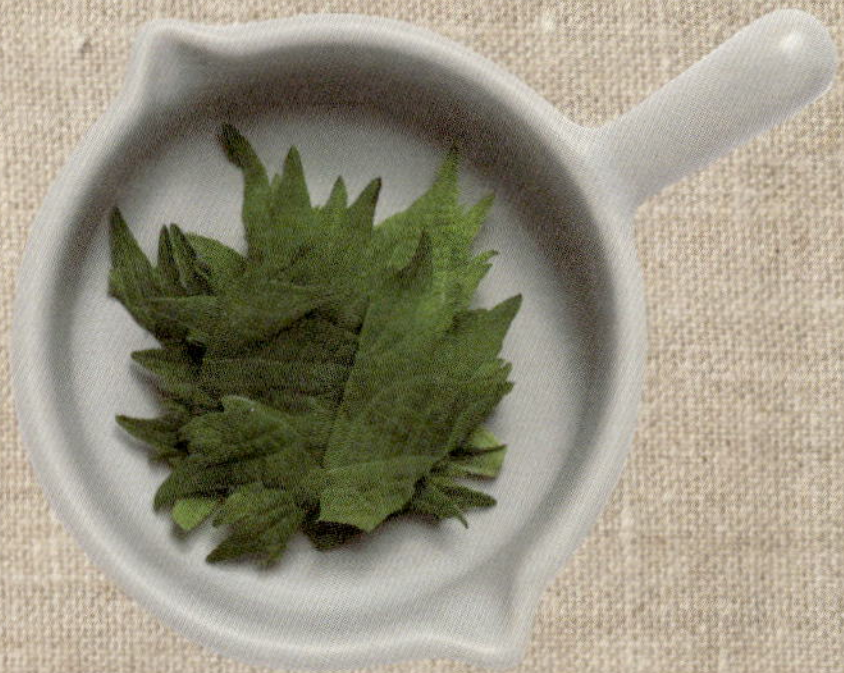

沈殿したパウダーと一緒に食べると、爽やかさが口中に広がります。小腹対策にも。

生薬を組み合わせた
超お手軽漢方

七味

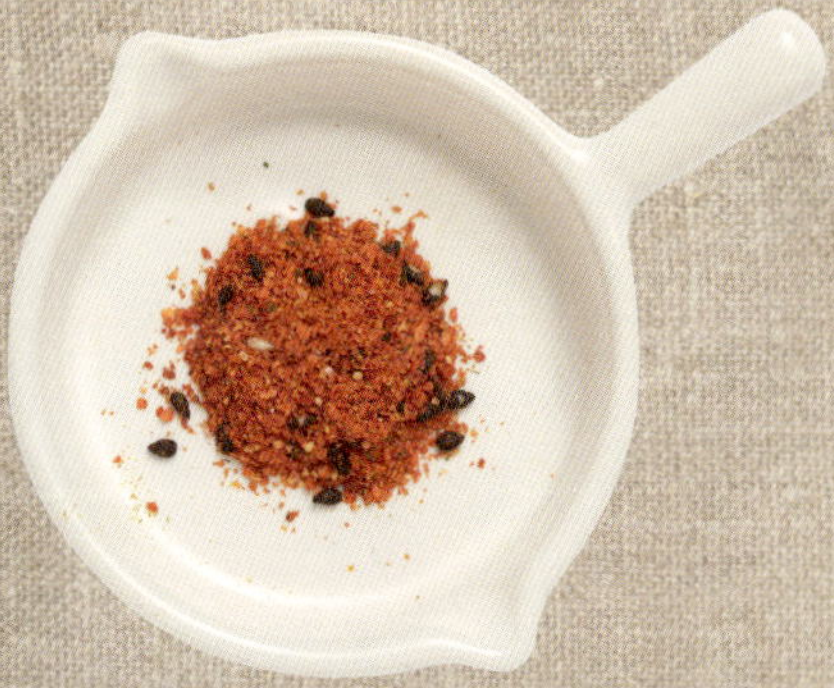

ピリリとした辛味が体と心を元気にしてくれます。ただし、入れ過ぎには注意です。

不足しがちなビタミン
ミネラルを摂取

柚子こしょう

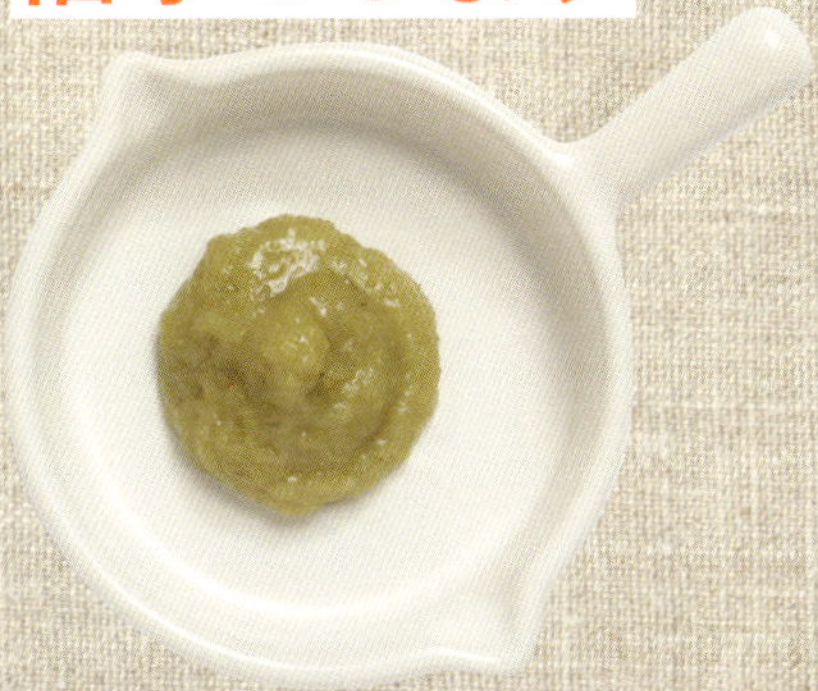

味にアクセントが欲しいときは迷わずコレ。余りがちな調味料を有効活用できて一石二鳥！

酸味成分で疲労回復
血行促進にも

梅干し

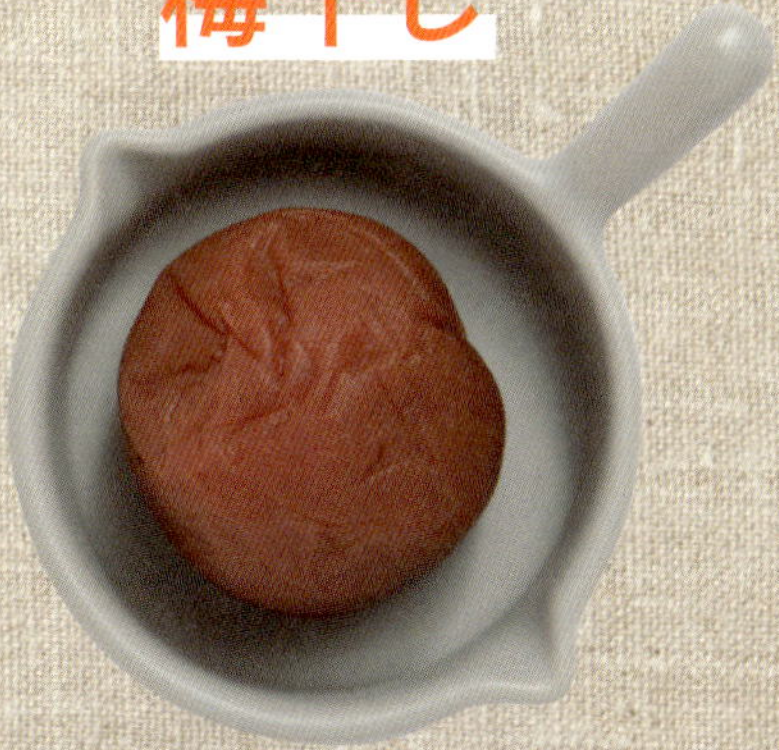

梅干しを崩しながらパウダーと一緒に食べると美味。間食の誘惑にも勝てる味です。

複数のスパイスが
全身の調子を底上げ

カレー粉

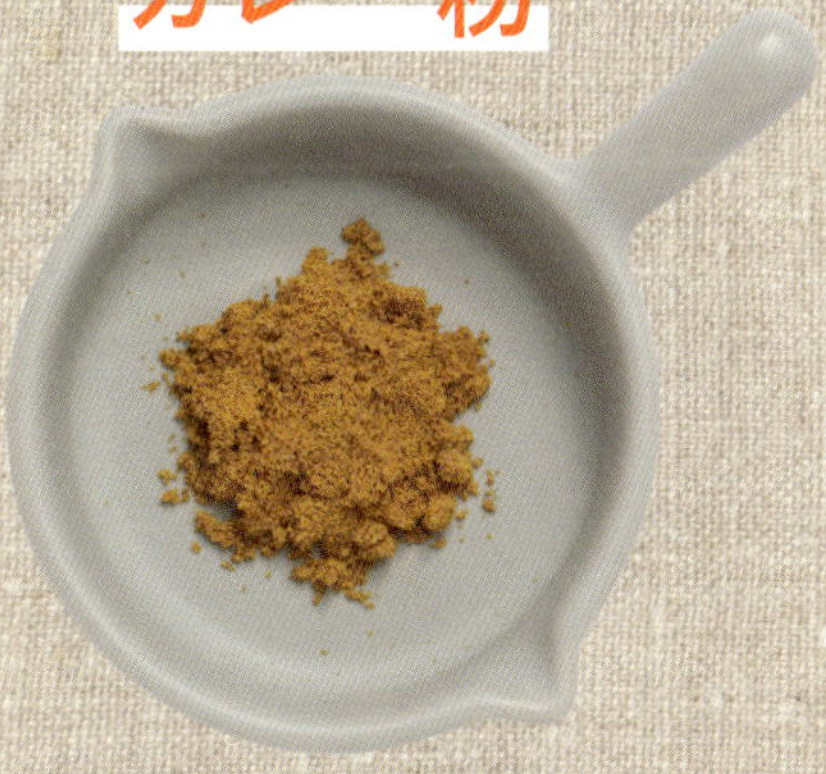

カレースープ感覚で飲める安心のお味。サイドメニューとして食卓に登場させても。

抗菌作用に血行促進
体の内側からキレイに

わさび

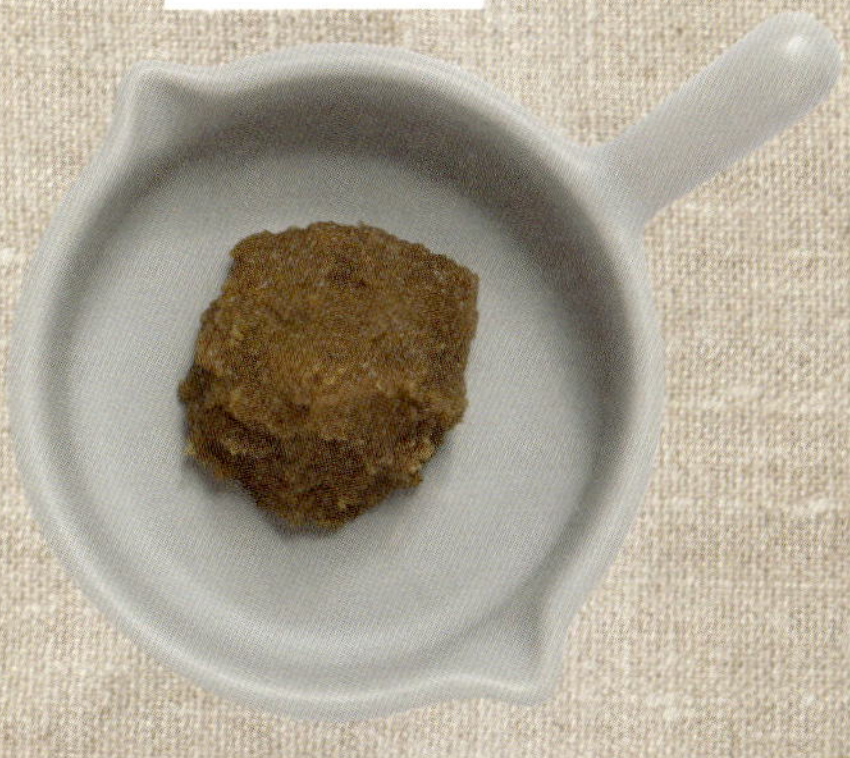

ピリッとした刺激が意外に好相性で、クセになる味わいです。入れ過ぎにはご注意を。

いつもの○○の代わりにかけるだけ！

「味覚リセット」を促進する置き換えレシピ

市販の「○○の素」の代わりに！

手軽だと思って購入しているおむすびの素やお茶漬けの素ですが、同じくらい手軽に使えて、添加物の心配もない「やせる出汁」に置き換えるのが賢い選択です。

＼お茶漬けに／

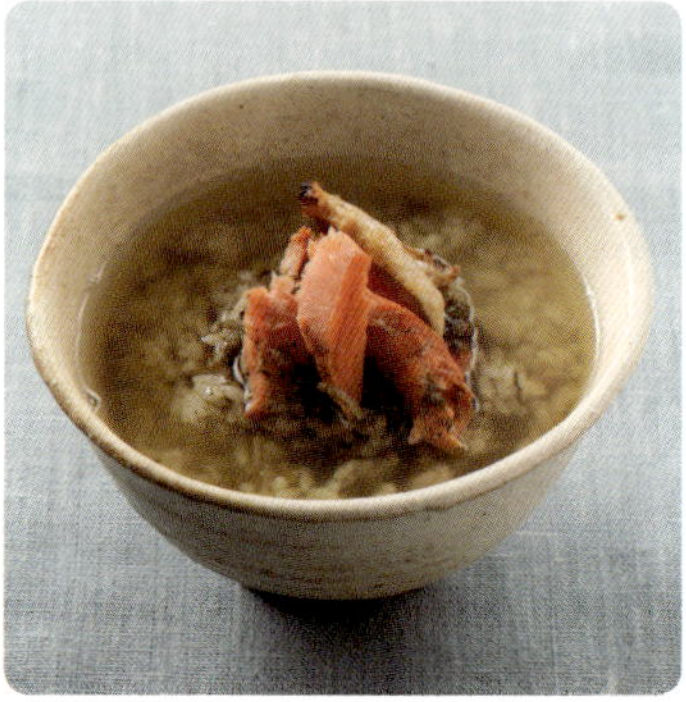

＼おにぎりに／

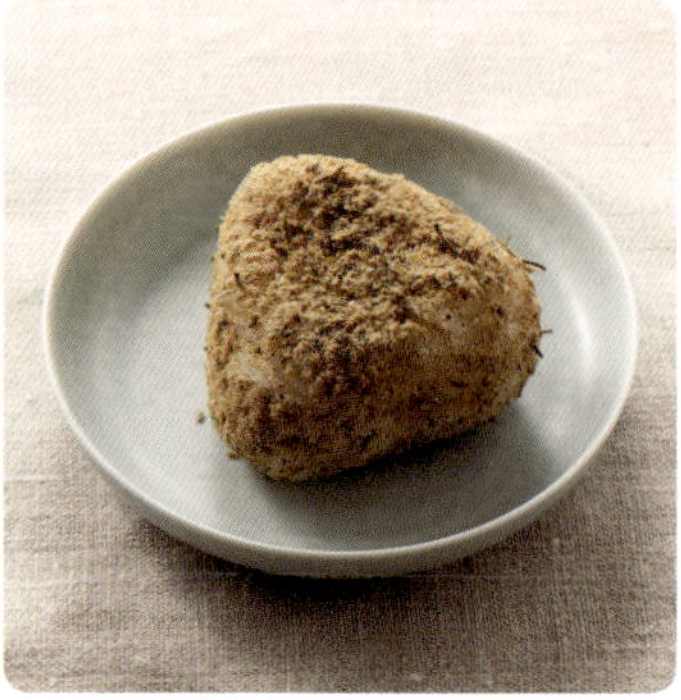

市販のドレッシングの代わりに！

\サラダに/

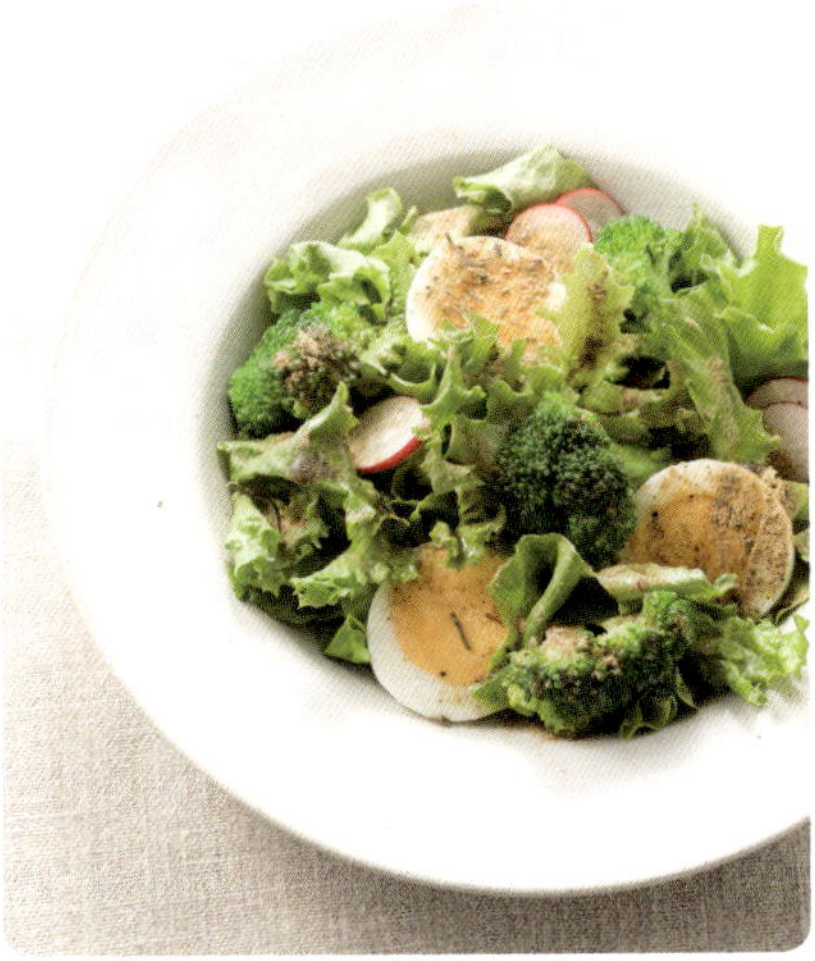

市販のドレッシングは油分が多かったり、カロリーオフを謳《うた》っていても、人工甘味料などが使われているものがあったりします。味覚リセット中は特に、舌への刺激となってデブ味覚を加速させる化学調味料は避けたいところ。だから、ドレッシングの代わりに「やせる出汁」をサッと振りかけて。出汁のコクで味気ないサラダが立派な一品になります。

いつもの調味料と置き換え

味覚リセットの目的は、薄味でも満足できる「やせ味覚」を手に入れること。舌への刺激となる調味料の使用はなるべく控えて、自然のうま味たっぷりの「やせる出汁」を活用しましょう。

添付のタレの代わりに！

デブ味覚の持ち主は、納豆などの添付のタレを1袋かけてしまいがち。それではもちろん味が濃くなって、脱・デブ味覚からは遠ざかることに……。「やせる出汁」を活用して、タレはゼロか半分に。タレがなくてはおいしくないという思い込みを払拭しましょう。

＼納豆のタレとして／

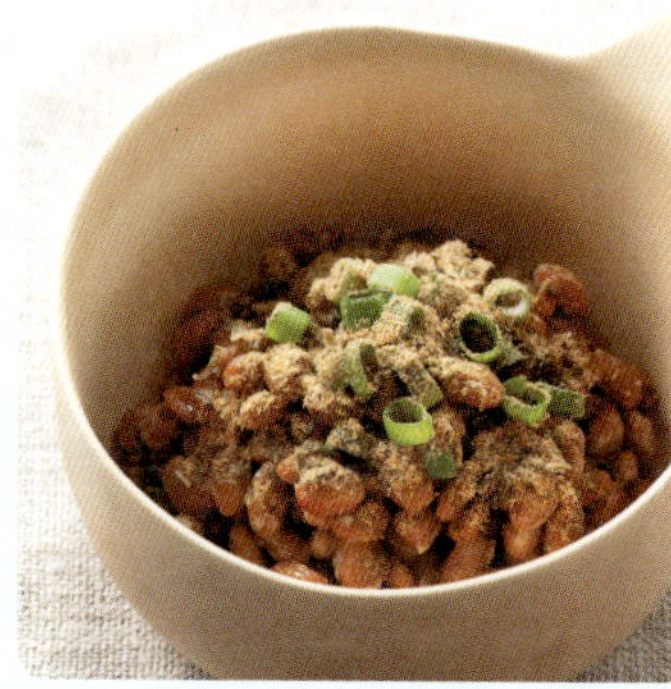

＼おひたしに／

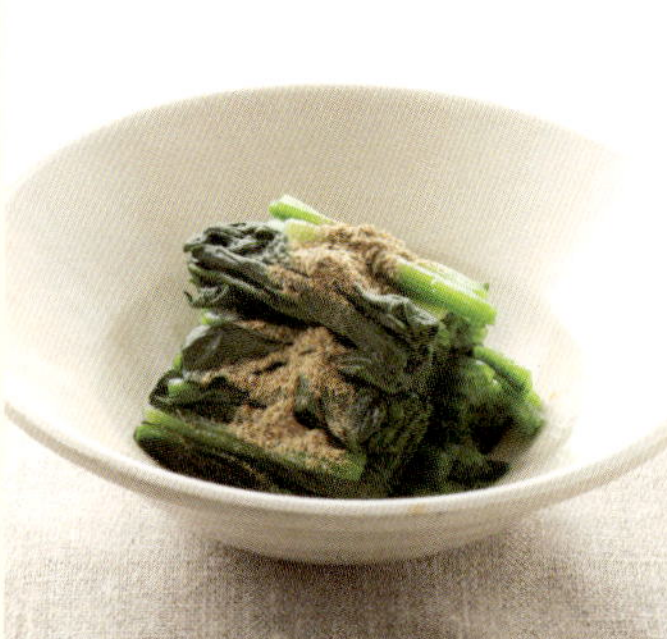

＼豆腐に／

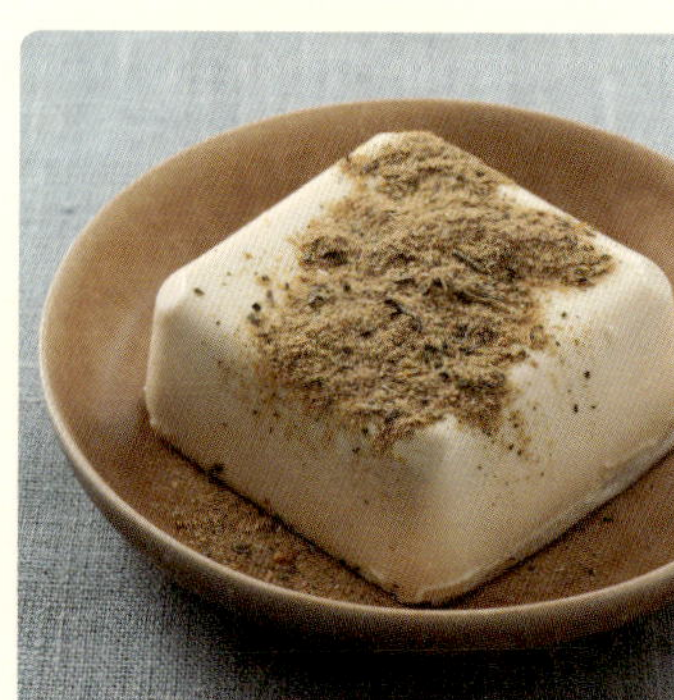

市販のソースやケチャップの代わりに!

洋食に使う調味料は、高カロリー、高脂肪、そして、糖質も多い傾向にあります。それを「やせる出汁」と置き換えるだけで、チキンソテーもオムレツも、素材の味を活かした料理に変身。和食以外の料理との相性もいいので、いろんな置き換えを試してみましょう。

＼チキンソテーに／

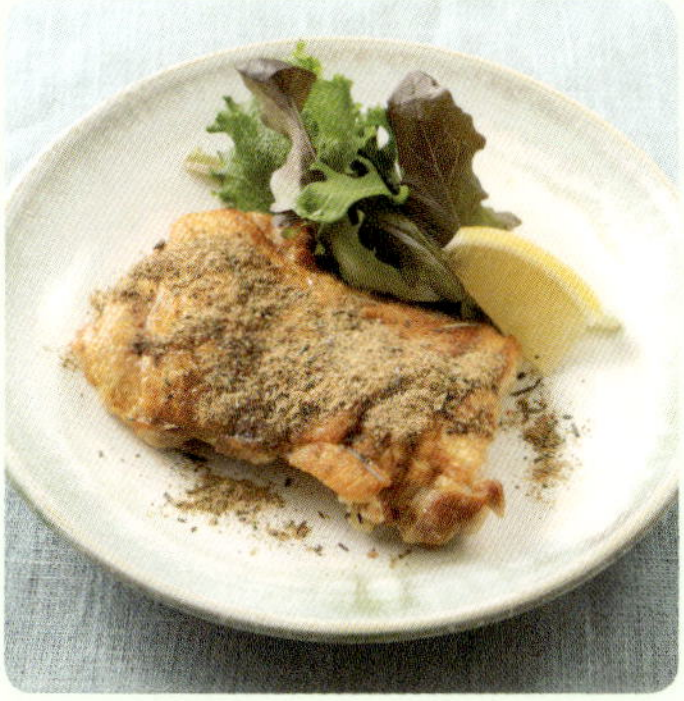

＼オムレツに／

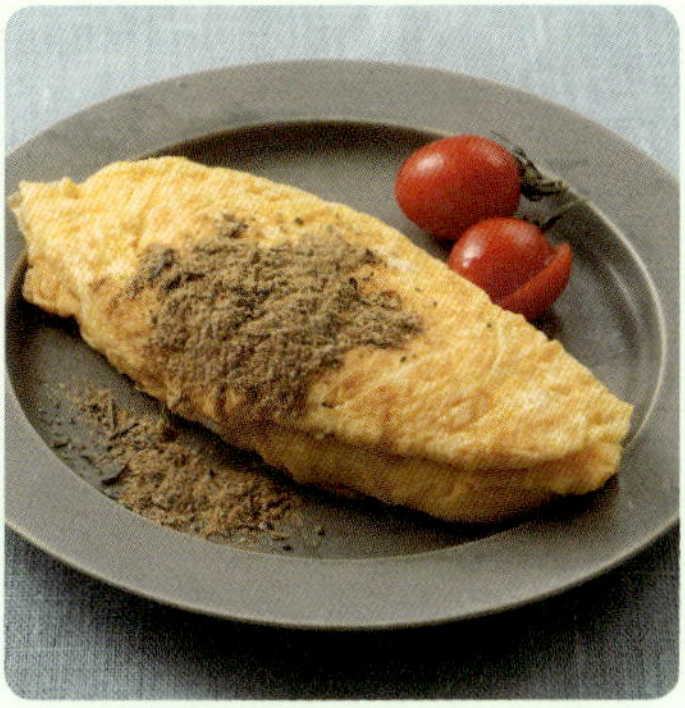

しょうゆの代わりに!

和食はヘルシーだけど、塩分が多めといわれています。塩分の多い食事は濃い味つけになって、高血圧など健康に影響をおよぼす可能性もありますし、デブ味覚から卒業できない原因にも。しょうゆと置き換えて、正しい味覚を取り戻しましょう。

「やせる出汁」のうれしいメリット

1 無添加だから安心

「やせる出汁」は、かつお節、煮干し、刻み昆布、緑茶といった天然の素材を使います。食塩も化学調味料も使わないから、舌も内臓も素直に反応して味覚センサーを敏感にします。

2 素材の栄養を丸ごといただける

煮干しは頭や内臓を落とさず使うなど、素材を丸ごとパウダー状に。お湯をそそぐとどうしてもカップの底にパウダーが沈殿しますが、食べることで、満足感と栄養価がアップします。

3 文句なく使い勝手がいい

1回つくれば、2週間ほど保存が可能。毎朝飲むのを基本として、野菜炒めや焼きうどんの味つけに、煮込み料理の隠し味に、ハンバーグのタネに練りこむなど、いろいろ使えます！

4 出汁パックより経済的

出汁パックは便利ですが、無添加で品質のよいものはやはり値段もお高め。手づくりの「やせる出汁」のほうがお財布にも優しく、素材を自分で選んでつくれる点でも安心かつ優秀です。

第2章

「デブ味覚」を「やせ味覚」に変えるだけでやせる

ダイエットはいつも挫折する…。
そんなあなたにこそ試してほしい
「味覚リセットダイエット」です。

「デブ味覚」「デブ行動」があなたをとらせている

「やせたいけど、食べたい」って、ヘンだと思いませんか？　本気でやせたいなら食べる量を減らせばいいだけ。しかし、頭ではわかっていても食べたい欲求には逆らえず、〝つい〟食べてしまいます。

なぜ、このようなことが起きてしまうのでしょうか。答えはとても簡単。それは、**あなたの食行動をコントロールするセンサー、味覚が狂っているからです**。

こってりと濃い味つけの食事。砂糖などの糖質をたっぷり含む飲み物やスイーツ。確実にあなたを太らせる食べ物です。日常的に食べていると、**舌がマヒして正常な味覚を失ってしまいます**。

食べ物の味は、舌の上にある味蕾という細胞によって感知されますが、濃い味つけのものばかり好んで食べていると、味の感じ方が鈍くなっていきます。こってり味はより濃くギトギトな味を求め、激甘スイーツもペロリと完食できてしまう「デブ味覚」へとまっしぐら。そして、摂取するものすべてが高カロリーというおそろしい事態になるのです。これでは「そんなに食べていないのに太る」のは当然です。

もしあなたが、「食べていないのにやせない」と思っているとしたら、デブ味覚になっている可能性を疑ってみましょう。

食欲コントロールはダイエット成功の必須条件。しかしデブ味覚のままでは、味も量もガマンを強いられツライので、挫折はほぼ確定です。「食べていないのに、やせない」という矛盾した食行動から脱することは困難です。

まずは、「デブ味覚」から「やせ味覚」に変えること。ここを出発点とすると、ダイエットはとてもスムーズに、ストレスなく進められることがわかりました。

頑丈な家には頑強な土台があるように、ダイエットにおいても揺るぎない土台となるやせ味覚を手に入れる。すると、これからの人生で、ダイエットに苦労することはなくなるでしょう。そのための方法と理由を、これから丁寧にお伝えしていきます。

「こってり味」「甘い味」が好きなら、あなたはすでに「デブ味覚」

デブ味覚から脱することのできない理由のひとつに、脳が深く関係しています。高脂肪食や糖質を摂取すると、脳では「快楽」に関係する神経伝達物質のドーパミンがつくられます。つまり、**こってり味や甘い味は、自分を幸せにしてくれる食べ物だと脳が誤学習してしまう**のです。

ドーパミンが厄介なのは、そういった食べ物を想像するだけでもつくられてしまうこと。「お昼にラーメンが食べたいな」、「新作のお菓子、食べなくちゃ」。こんなふうに思うだけでドーパミンはつくられます。食べれば幸せな気持ちになれると脳は信じているわけですから、脳からの「食べたい」欲求がどんどん強くなっていくことは、簡単に想像がつくでしょう。

この状態こそが、「やせたいけど、食べたい」を引き起こしています。やせたい気持ちも本当だけれど、いままでおいしいと思って食べてきたこってり味や甘い味によって抑えきれない食欲がわき上がり、「食べたい」が勝つのです。

よく、ダイエットをしようと決めたときに、「食べる量は減らしたくないから、ヘルシーなものを食べよう」と考える人がいます。しかし、脳が快楽を得るために欲しているのは、そういった食べ物。

ドレッシングのかかっていないサラダ、脂の浮いていないとんこつラーメン、砂糖控えめのシュークリーム、小麦粉の代わりにこんにゃくを使った麺料理。**ダイエット中に選びがちなこれらのメニューでは、こってり味や甘い味に慣れた舌を満足させることなどできません。**

最初は意思の力が働くので、あっさり薄味でもがまんして食べますが、舌も脳も心も満足できないのでストレスがたまっていく一方で、遅かれ早かれ食欲が爆発します。思い当たる方も多いのではないでしょうか。

ただやみくもに、ヘルシーなものを食べるだけではやせられない。多くの方の経験が、ダイエットのコツを教えてくれています。

「デブ味覚」は、2週間でリセットできる!

ダイエットを成功させるには、食欲のコントロールが絶対条件。しかし、いったんデブ味覚になると、こってり味や甘い味を好んで摂取するようになり、脳も快感物質ドーパミンをつくることで、デブ味覚から逃れられないようにしています。

この2つの問題を解決しないことには、ダイエットの成功率はガクンと下がります。そこで、**私が提案するのが、味覚リセットです。薄味でも満足できるやせ味覚を取り戻せば、ヘルシーな食材でもおいしいと感じられるため、食事の満足度が高まります**。さらに、脳の誤学習を正していくことで、抑えきれない食欲を手放すことができるのです。

味覚リセットに必要な期間は、わずか2週間。これなら、飽きっぽい人でもきっと続けられるはずです。

なぜ、2週間かといえば、舌で味を感じる味蕾の細胞が生まれ変わるのに必要な期間が2週間ほどだからです。この間、こってり味や甘い味を極力控えることで、舌は本来の味覚を取り戻します。

実際には、1週間くらいで味覚の変化を自分でも感じられるようになりますから、2週間という期間をそれほど長くは感じないはずです。

では実際どうすればいいか?

今日紹介する「やせる出汁」が、味覚リセットを強力にサポートするので、これまでダイエットがうまくいかなかった人もご安心ください。

「出汁の味で満足できるわけがない!」と思うかもしれませんね。日本人にとって出汁は、本能的に満足できるソウルフードです。なぜ、出汁ならうまくいくのかを、これから順を追ってご説明していきましょう。

太っている人は、第6の味覚「脂肪味」が感じられない

まずは、デブ味覚の元凶、こってり味と甘味についてご説明しましょう。

太っている人は、こってり味が好き。多くの人が抱いているイメージが、近年、データでも証明されました。神奈川工科大学大学院の研究では、**ＢＭＩ（体格指数）や体脂肪率の高い人ほど「家庭の味つけは外食と比べて濃くなる」傾向にあり、「麺類のスープ・汁を飲む量」も増える傾向にあることがわかりました。**

また、体脂肪率が上がるにつれて、「ビタミンなどの多くの栄養素の摂取量」が減って「コレステロールの高いものを好む」など、栄養バランスに偏りが生じがちだという結果も出ています。

さらに興味深いのは、体脂肪率が上昇するにつれ、「うま味の味覚感受性が低くなる傾向が見られた」という点です。**肥満傾向にある人は、出汁のうま味を感じにくい「デブ味覚」の持ち主である可能性が高い**ことがわかったのです。

さらに、太っている人ほど「デブ味覚」であることを裏づける報告があります。

最近の研究で、脂肪にも味があることがわかってきました。「甘味」「塩味」「酸味」「苦味」「うま味」を基本五味といいますが、「脂肪味」が第6の味覚として認められ始めています。

脂肪味の代表的なものは、脂肪を多く含む加工肉、チョコレート菓子、ケーキ、ドーナツ、フライドポテトなど。中毒性の高い食べ物ばかりが並びますが、これらの高脂肪食を食べ続けていると、脂肪味を感じにくくなるという報告があります。つまり、「デブ味覚」の状態になってしまうのです。

脂肪味に敏感な人は少量で満足できるので、脂肪の摂取量が減り太りにくく、**脂肪味に鈍感なデブ味覚になると脂肪の摂取量が増え、当然の結果として、肥満になる**のです。

高脂肪食は脳の報酬系システムを活性化させるため、アルコールやタバコよりも依存性が高いといわれます。

意思の力でやめることは難しいからこそ、舌から変えていく必要があるのです。

「シュガーハイ」がデブのスパイラルをつくる

「シュガーハイ」という言葉をご存じでしょうか。

「疲れるとどうしても甘いものが欲しくなって、ケーキやドーナツなどの洋菓子を食べてしまう」とか、「甘いものを食べると元気がでるから、家事をする前の景気づけにチョコレートが欠かせない」という方。これこそがまさに「シュガーハイ」と呼べる状態です。

空腹時に甘いものを食べると、幸せホルモンと呼ばれるセロトニンが一瞬増えます。疲れが取れて元気になったような気になったり、前向きな気持ちになったかのような錯覚が起こります。

ところが、セロトニンの効果は一瞬。しかも、甘いものを食べる前よりさらに元気はなくなり、イライラまで加わります。

なぜなら、空腹時に甘いものを食べると血糖値が急上昇し、それを下げようとするインスリンの分泌量が増えます。すると血糖値が急激に下がり、今度はその下がった血糖値を上げようとしてアドレナリンが分泌され、イライラ感が増してしまうのです。

そして、**また甘いものを欲する。この負のスパイラルが続くうち、糖質を強く欲する依存体質ができあがります**。

砂糖には、こってり高脂肪食と同じように中毒性があることが知られています。砂糖の分子構造はアルコールによく似ていることからも、その依存性を疑う余地はなさそうです。

糖質（炭水化物）は、脂質、タンパク質と並ぶ三大栄養素で、人体にとって欠かせないものですが、摂り過ぎれば余剰分が脂肪細胞に蓄えられて、あなたを太らせます。

「どうしても甘いものがやめられない」という方は多いですが、**味覚リセットに成功した方は、「いままで食べていたものは甘すぎて食べたいと思わない」と口をそろえておっしゃいます**。安心してください。甘いものは、やめられます。

日本人の舌がいちばんよろこぶ「出汁」があなたの味覚を矯正する

デブ味覚から脱するのに必要なことは、薄味でも、舌と心を満足させることです。

実は、ダイエット成功のカギは、ストレスコントロールにもあります。

私のダイエット外来には、多いと1日に300人もの患者さんが来ます。診察で何よりも心がけているのが、患者さんのストレスを最大限に取り除くことです。

やけ食いという言葉があるように、やはり、ストレスは食欲に直結します。

食べると一瞬だけど気分が高揚して、ストレスが解消したような気持ちになります。ところが直後には、血糖値の乱高下によって気分が不安定になったり、食べ過ぎたことによる後悔など、ネガティブな感情に支配されてしまいがちです。


そこで、患者さんがストレスを感じずにデブ味覚をやせ味覚へと変えていくには、どんな方法があるかと考えました。
そして、たどり着いたのが出汁の「うま味」を活用した「やせる出汁」でした。

生まれつきデブ味覚の人はいません。味覚は、お母さんのお腹の中にいるときに発達しますが、実は、羊水の中にはうま味物質であるグルタミン酸が含まれており、母乳にも同じようにグルタミン酸が豊富に含まれています。

うま味インフォメーションセンターが生後4カ月の赤ちゃんに対して行った実験では、酸味と苦味を含んだ溶液には拒絶するしぐさを示し、甘味には穏やかな表情を見せました（健康を考慮し塩味は与えていない）。さらに、野菜スープを与えると赤ちゃんは顔をしかめますが、うま味を加えると、穏やかな表情になりました。

うま味は私たちが本能的に好む味なのです。

出汁を活用して、うま味を感じられる味覚にリセットし、正しい味覚へと矯正していきましょう。

出汁の「うま味」は、こんなにスゴイ！

「甘味」「塩味」「酸味」「苦味」「うま味」を基本五味といいます。

かつお節や煮干し、昆布からとった出汁をみそ汁や煮物などで日常的に口にしている日本人にとって、うま味はとても馴染《なじ》み深いもの。実は、このうま味は日本人によって1908年に発見され、「うま味」と名付けられました。また現在では、「UMAMI」は世界に通用する共通語でもあります。

後ほど詳しく紹介していきますが、**うま味成分には舌のみならず内臓も反応し、体内での代謝を促進したり、食事の満足感を高めて食事量を減らす、腸内環境の改善、心を穏やかにしてストレスを緩和するなど、あらゆる方向からダイエットを強力にサポートしてくれます。**

「うま味」成分のある食品は、こんなにある！

グルタミン酸	昆布、チーズ、白菜、トマト、きのこ類、アスパラガス、ブロッコリー、玉ねぎ、にんじん、セロリ、グリーンピース、しょうゆ、みそ、緑茶など
イノシン酸	かつお節、煮干し、鶏肉、豚肉、牛肉、カツオ、イワシ、マグロ、アジ、エビなど
グアニル酸	干ししいたけ、乾燥ポルチーニなど

うま味成分「ヒスチジン」が脳内満腹中枢を刺激し食欲をセーブ

「やせる出汁」は4つの食材を組み合わせていますが、もっとも分量が多く、味わいのメインとなっているのがかつお節です。

かつお節からひいた出汁でみそ汁や煮物をつくったり、冷奴やお好み焼きにパラリと振りかけるなど、縁の下の力持ちや料理の引き立て役といったイメージがありますが、ことダイエットにおいてかつお節は主役級の威力を発揮します。

こってり味や甘い味が、食べるほどに食欲を増幅させるのとは対照的に、**かつお節を食べたり出汁を飲んだりすることで、食欲を抑えることができる**のです。

そのメカニズムはこうです。

脳内で食欲を抑える働きをする「ヒスタミン」という物質があります。食べ物から直接摂取できないのですが、かつお節に含まれる「ヒスチジン」を摂取すると、酵素の働きでヒスタミンとなり、脳内の満腹中枢を刺激して食欲を抑制します。

栄養調査をもとにした研究では、ヒスチジンを多く含む食品をたくさん摂取する人は、1日の摂取カロリーが少ない傾向にあることがわかっていますし、ネズミによる実験では、ヒスチジンを混ぜたエサを食べたネズミは、そうではないネズミに比べ、食べる量が約3割も減ったという結果が出ています。

さらにうれしいことに、脳内でつくられるヒスタミンが交感神経を刺激して脂肪燃焼を促し、内臓脂肪を減少させる働きがあることもわかっています。

マグロ、カツオ、ブリ、サンマ、サバ、イワシなど、赤身魚や青魚、豚肉、牛肉などにヒスチジンは多く含まれますが、ヒスチジンの過剰摂取はアレルギー反応に似た症状を起こすこともあります。日常の食事の中で、常識的な量を摂るよう心がけましょう。特に、アレルギー体質の方は、食べ過ぎには注意してください。

また、よく噛《か》むことでも「ヒスタミン」の量が増えることがわかっています。**早食いをあらためて、ひと口ごとによく噛む習慣をつけるのもおすすめです。**

うま味のかけあわせでにぶった味覚をムリなく矯正

うま味が食事の満足感を高め、食事量を減らす効果があることを、イギリスのサセックス大学のマーティン・ユーマンズ教授らが突き止めました。

実験では、27人の被験者を2つのグループに分け、4日間、朝食はまったく同じものを摂ってもらい、昼食の45分前に一方のグループにはうま味の主成分であるグルタミン酸とイノシン酸を入れたスープを、もう片方のグループにはうま味なしのスープを飲んでもらったところ、**うま味入りスープを飲んだグループは満腹感を感じやすくなり、昼食の摂取量が減った**、という結果が出たのです。

うま味入りスープを飲んだグループは、約４０８キロカロリーの食事で満足したのに対し、うま味なしスープのグループは約４４６キロカロリーの食事を摂りました。その差、38キロカロリー。たったそれっぽっちと思いますか？

単純計算ではありますが、１日38キロカロリーを余分に摂り続ければ、半年後には体重が1キロ増えます。**うま味を味方につけるだけで、余分な脂肪を増やさずにすむ**とすれば無視できない数字です。

実はうま味には、かけ合わせるとうま味が倍増するという性質があります。かつお節や煮干しの「イノシン酸」、昆布や緑茶の「グルタミン酸」、乾燥しいたけやトマトの「グアニル酸」。

これらの**うま味成分を単一で摂るよりも、2種類、3種類を合わせて摂ると**、舌の表面にあるうま味の受容体にグルタミン酸がより強くくっついて離れにくくなるために、**脳ではうま味の信号を7～8倍も強く感じる**ようになります。

やせる出汁はイノシン酸とグルタミン酸を組み合わせたものですから、うま味に鈍感になっているデブ味覚の方でもうま味を感じやすくなります。

日を追うごとにやせ味覚へと変えていきながら、同時に、食欲抑制などのダイエット効果も感じていただけることでしょう。

最強のダイエット食材「かつお節」「煮干し」「昆布」「緑茶」

やせる出汁の材料に、かつお節、煮干し、昆布、緑茶を選んだのにはまだまだ理由があります。

煮干しはかつお節と同じイノシン酸の仲間ですが、**イノシン酸には細胞の新陳代謝を活性化させる働き**があり、全身を若々しく保ってくれます。さらに、やせる出汁では煮干しを丸ごと使用しているので、豊富な栄養素を効率よく摂取できるとともに出汁の風味が格段によくなり、良質の油である**EPAやDHAが血中中性脂肪を減らし、豊富なカルシウムがイライラを防止するなど精神面にもプラスに働きます。**

グルタミン酸を多く含む昆布は、かつお節と組み合わせることでうま味を7～8倍にアップさせます。また、味覚の病気治療で、昆布を一昼夜水に浸けてつくるうま味ドリンクが使われるのですが、強力な味覚の矯正効果があります。

また**昆布には、レプチンの生産を安定させて食欲の暴走を防いだり**、肌荒れを防ぐ働きのあるビタミンB_2による美肌効果、**ネバネバ成分の水溶性食物繊維は糖質や脂質の吸収を抑えて血糖値をコントロールしたり、腸内で善玉菌のエサとなって腸内環境を整える効果も期待**できます。

腸内環境が整うと自律神経のバランスも保たれ、免疫力が上がるなどの健康効果にもつながっていきます。

そして、高い抗酸化作用をもつ緑茶の茶カテキン。**茶カテキンを摂取すると脂質代謝が活発になり、摂取し続けることで腸内の善玉菌が増加して腸内環境が整います。**

さらに、緑茶に含まれるテアニンには、ストレスによって上昇する血圧や脈拍数を抑える作用があるといわれ、実際、ヒトを対象にした実験では、テアニンの接種後にα波が増加したという結果も出ています。

ストレスによるイライラはあなたを過食に走らせる大きな原因ですから、テアニンのリラックス効果は見逃せません。

「内臓の舌」があなたの食行動を支配している

おいしさは舌で感じていると思っていますよね？

確かに、舌の上には8千個にもおよぶ味覚受容体というセンサーがあり、そこでキャッチした食べ物の情報を脳へと送っています。

ところが最近では、脳や胃腸などの消化管にも味覚センサーがあることがわかってきています。


内臓に備わった味覚センサーの働きはまだ解明されていないことも多いのですが、胃の味覚センサーはうま味物質のグルタミン酸にのみ応答し、消化開始などの合図を脳へ送っているのではないかといわれています。また、**胃の味覚センサーでキャッチした情報が脳の視床下部という、基礎代謝や食行動にかかわる部位へと送られることから、食欲を抑制して食べ過ぎを防いでいる**可能性も示唆されています。

また、口から入った食べ物は、胃、十二指腸、小腸、大腸を通過しながら消化・吸収され、膵臓や肝臓に送られますが、**食べ物が通過することで各臓器の味覚センサーのスイッチがＯＮになり、活動が活発になる**こともわかってきています。

人間でいえば、寝ていた人が目覚めて活動を開始するようなもの。じっとしているより動いているときのほうが代謝が上がってエネルギー消費量もアップするように、味覚センサーをＯＮにできたほうが太りにくい体に近づけるといえそうです。

内臓にも味覚センサーという名の舌があります。

なかなか信じられない話かもしれませんが、ブドウ糖を腹腔内や静脈に投与するよりも、口から摂取したほうがインスリンの分泌量が増えることは、医療の現場では以前から指摘されていました。内臓の舌の発見により、口から摂取したブドウ糖を消化器官の味覚センサーがキャッチし、より多くのインスリンが分泌されていたと考えれば納得がいきます。

内臓の舌に活発に働いてもらうためにも、やせる出汁でうま味成分を効率的に摂取していきましょう。

出汁にはさらにリラックス効果も！

大切な会議の前には必ず砂糖の入った缶コーヒーが飲みたくなる。

肩こりがひどくなると、白米や麺などの炭水化物をがっつくように食べてしまう。

あなたにも、思い当たる節はありませんか？　これらはすべて、ストレス食いです。

脳がストレスを感じると食欲を促進させるホルモン「コルチゾール」が分泌され、次に、精神を安定させるホルモン「セロトニン」を増やそうと脳は働きます。

セロトニンを手っ取り早く増やす方法は、糖質を摂ること。だから人はストレスを感じると、糖質を多く含む炭水化物やお菓子などを異様に欲するのです。

ダイエットのため食事をがまんすれば、それがストレスとなってドカ食い。

日中、忙しく動き回り、夕方、ホッとした瞬間にスナック菓子を爆食い。

これらは、意思とは無関係に本能に突き動かされるように行っているストレス回避行動で、意思の力で抑えようとするのはとても難しいのです。

これまでのダイエット指導では、自分がどんなときストレスを感じやすく、何をきっかけに食欲が爆発するかを知るために、ダイエット日記をつけることをすすめてきました。そして、ストレスを感じたら食べる以外の方法でストレスを発散するようにアドバイスしてきました。

しかし、**やせる出汁があれば、もう大丈夫。ストレスを感じたときにお湯を注いで1杯飲む。これで、かなり気分が落ち着くはずです。**

かつお節に含まれる「トリプトファン」は心を落ち着ける「セロトニン」をつくるもととなる栄養素。また、**出汁の香りにはリラックス効果がある**ので、お湯を注いだ瞬間に立ち上る香りによって気分は安定します。さらに、**胃にうま味成分のグルタミン酸が送られると副交感神経の働きが促進され、緊張が緩和されるなどのリラックス効果が高まる**ことも明らかになっています。

やせる出汁でストレス食いを防ぐ。これは、素晴らしい発見です。

出汁をたっぷり使った「1975食」でムリなくやせる

私は数年前から「1975食」に注目しています。**「1975食」は、1975年頃の日本の食卓をイメージした食事。ダイエット効果、健康効果としては、糖質制限よりも高い**のではないかというのが、やせたいと願う患者さんと日々接している私の実感です。

この1975食の健康効果を調べたのは、東北大学の研究グループです。現代と過去の日本食でもっとも健康効果が高いのはどれかを調べたところ、1975年頃の日本食が、肥満を抑制し、加齢とともに増える2型糖尿病、脂肪肝、認知症を予防、寿命を延ばすことが判明しました。

ヒトに対する実験では、**健康な人が1975食を摂取すると、ストレスの軽減、運動機能の向上が認められ、軽度肥満者ではBMIの低下、悪玉コレステロールや血糖**

値を低下させる効果があることが明らかになりました。

実験で再現された1975年頃の典型的な献立を見てみましょう。

[朝食] ごはん、みそ汁（キャベツ、玉ねぎ、しめじ）、卵焼き、納豆、ひじきの煮物

[昼食] きつねうどん、果物（りんご、ぶどう）

[夕食] ごはん、すまし汁（白菜、わかめ）、サバのみそ煮、かぼちゃの煮物、冷奴

みそ汁、ひじきの煮物、きつねうどん、すまし汁、かぼちゃの煮物。毎食、必ず出汁を使ったメニューがあることがわかります。

調味料も、砂糖や塩は控えめで、出汁やみそなどの発酵調味料がメインで使われ、現在より薄味であったことがうかがえます。

糖質制限では悪者とされているごはんを普通に食べていた1975年頃のほうが健康な人が多かった。その答えは、**好きなものをおいしく、適度に食べることこそが幸せなダイエットだ**という私の考えとも合致します。出汁の力を最大限に活用して、心の満たされる豊かな食卓からダイエットを変えていきましょう。

「やせる出汁」ダイエット あれこれ①

2週間で効果を実感！

「やせる出汁」の効果はどのくらいで実感できるのか。

開始前の体重や食生活、生活習慣などにより、個人差はありますが、私のクリニックの患者さんに試してもらったところ、早くて2日、遅くても5日ほどで味覚の変化を感じるようです。舌の味覚細胞が入れ変わるのは2週間程ですから、完全に味覚が変わるのはそのくらいと考えてよいでしょう。

味覚が変わると食べるものも変化し、こってりしたおかずやお菓子の味が濃く感じられ、食べたいと思わなくなるようです。

また、この「やせる出汁」には、満腹感を持続させたり、ストレスを緩和する効果があるので、ドカ食いが防げます。結果、食事量が減り、自然に体重が落とせます。

腸内環境を改善し便秘を解消したり、内臓の消化活動を刺激して、全身の代謝を高める効果もあるので、ダイエットを強力にサポートします。

郵 便 は が き

切手を
お貼りください

105-0003

（受取人）
東京都港区西新橋2-23-1
3東洋海事ビル
（株）アスコム

1日1杯飲むだけダイエット やせる出汁

読者　係

本書をお買いあげ頂き、誠にありがとうございました。お手数ですが、今後の出版の参考のため各項目にご記入のうえ、弊社までご返送ください。

お名前	男・女	才
ご住所　〒		
Tel	E-mail	
この本の満足度は何％ですか？		％
今後、著者や新刊に関する情報、新企画へのアンケート、セミナーのご案内などを郵送または e メールにて送付させていただいてもよろしいでしょうか？ □はい　□いいえ		

返送いただいた方の中から**抽選で5名**の方に
図書カード5000円分をプレゼントさせていただきます

当選の発表はプレゼント商品の発送をもって代えさせていただきます。
※ご記入いただいた個人情報はプレゼントの発送以外に利用することはありません。
※本書へのご意見・ご感想およびその要旨に関しては、本書の広告などに文面を掲載させていただく場合がございます。

●本書へのご意見・ご感想をお聞かせください。

ご協力ありがとうございました。

第3章

あなたのデブ行動を「やせる出汁」で正す

あなたがやせられないのは、
行動がデブ化しているからかもしれません。
「やせる出汁」なら無理なく
やせ行動に変えていくことができます。

その一口がデブ味覚への第一歩

7〜8年前まで、私は身長178センチにして、92キロというおデブ体型でした。当時は、「空腹で眠るなんて考えられない！」と思っていましたから、帰宅が深夜になったとしても、帰り道にコンビニに寄って、焼肉弁当でもパスタでもスイーツでも、そのとき食べたいものを買って、好きなだけ食べていました。

そんな私の転機となったのが、結婚でした。隣で眠る妻のお腹が、夜中にグゥ〜っと鳴ったんです。「えっ!?　空腹で眠れる人がいるの？」と衝撃をうけました。お察しの通り、妻はやせています。妻と暮らすようになってから、**やせている人はやせる生活をしている、ということがよくわかりました**。

やせる生活に興味を持った私は、太っている人の食行動について調べ始めました。そうして出合ったのが、肥満治療の現場でも活用されている、太っている人の「認識のズレ」と「食行動のクセ」を正すこと。太りやすい生活からやせやすい生活へと変えていく、行動認知療法だったのです。

「空腹では眠れない」。これは、認識のズレ。そして**「ストレスが多いからやせられない」、「水を飲んだだけでも太る」、「それほど食べていないのに太る」。これらの言い訳もすべて認識のズレ**です。

「疲れたら甘いもの」「デザートは別腹」というのは、食行動のクセと呼ばれます。

デザートは別腹と思って食べているうちに、甘いものを食べたときの幸福感が脳にインプットされてデブ味覚が育ちます。同様に**認識のズレや食行動のクセがデブ味覚の原因となっている**ことが少なくありません。

ズレとクセを正すことと、本来の味覚を取り戻すことは車の両輪です。どちらか一方がよくなると、もう一方も引き上げられるようによくなっていきます。そして、どちらもよくなっていくと、加速度的に食生活がいい方向へ変化します。すると、苦労を感じずにやせることができます。しかも、自分自身の考え方も食行動も成長しているのでリバウンドとも無縁でいられるのです。

たくさん運動してもなぜやせられないのか？

私のダイエット外来にいらっしゃる患者さんの多くが、「太っているのは運動不足のせい」だとおっしゃいます。でも残念ながら、その考え方もまた、認識のズレ。

私自身、1日の大半を診察室で座って過ごしますが、もう何年もリバウンドせず、適正体重をキープしています。運動不足だけでは太れないのです。

おにぎり1個分のカロリーを消費するには、1時間のウォーキングが必要です。カツカレーを食べなかったことにするには、1時間クロールで泳ぎ続けなければなりません。そんなこと、なかなかできませんよね？

確かに、運動を続けることは筋力や持久力を高め、健康にもよく、ダイエット効果もあるでしょう。しかし、**運動していないからといって、みんなが太るわけではないところをみると、やはり原因は運動不足以外にある**、と考えるしかありません。

答えはもうわかっていますね。**あなたが太っている原因の9割は食べ過ぎです。**

私たちの体はすべて食べ物から栄養を摂取していますが、使われなかった栄養素は余剰分として脂肪細胞に蓄えられます。脂肪細胞のひとつひとつが大きくなり、体重や体型にまで現れているとすれば、それこそが食べ過ぎている何よりの証拠です。

それほど食べていないのに太っているという人は、食べているものに注目してみて。デブ味覚が好むこってり高脂肪食や炭水化物などの糖質ばかりに偏った食事になっていませんか？　栄養の偏りは脂質や糖質の代謝を鈍らせ、太る原因になります。

ダイエットのために運動しようというのはいい心がけではありますが、ハードな運動はかえって食欲を刺激してしまいます。**適正体重になるまでは、心地いいと感じる程度のウォーキングなど、体に負担のかからない運動がおすすめです。**

同じカロリーでも見た目と味がおいしければ太らない

本来、食というのは楽しいものです。小さい頃を思い出してください。食事の時間になると、ワクワクし、おいしいものを食べると自然と笑顔になります。そして、おいしい食事のあとは、お腹が満たされるのと同時に心も満たされます。これが、人間らしい、本来の姿です。食欲は三大欲求のひとつですから、そこに理屈などなく、人間は食べると幸せな気分になるのです。

ところが、「ダイエットのために」よかれと思ってしていたことが本能を狂わせ、正しい食の判断ができなくなってしまっている方が、とても多いのです。

健康的にやせて、リバウンドすることなく目標体重を維持していくためには、「おいしい！」と感じる本能を呼び覚ますことが大切です。

ある実験があります。

AとB、どちらも使っている食材、調理法は同じですが、Aは出来上がった料理をきれいに盛り付け、Bはその食事をミキサーにかけてフリーズドライにしています。

Bは一皿がごちゃまぜの状態なので、とても食べられたものではありませんが、理論だけでいえば、どちらの食事でも摂取するエネルギーは同じです。ひとりの人間が同じ期間、AあるいはBの食事を摂り続ければ、体重の変動も同じように推移すると考えるのが普通です。

ところが、**食後のエネルギー消費量を比較したところ、Aのほうが消費量が高く、Bは最大で約5・5キロカロリー消費量が低いことがわかりました。**

この実験からわかることは、**目や舌などの五感が「おいしい」と感じる食事を摂るだけで、エネルギー消費量は高くなる**ということです。

おいしく食べたほうが、やせる。味覚を敏感にして舌がよろこぶ食事を摂ることがダイエットになるのですから、これはうれしい発見です！

ポジティブになることがダイエットへの近道

私は日常から、なるべくネガティブな言葉を使わないようにしています。たとえば、ダイエット中は避けて通れない停滞期。でも、停滞するという言葉がネガティブなイメージを連れてきて、挫折をちらつかせる……。そんなときは、「ホメオスタシスがＯＮになったね」と話すようにしています。

ホメオスタシスというのは、ダイエットであれば体重を一定に保とうとして働く恒常性のこと。**あまり急激に体重が落ちると体はそれを危機と感じ取り、生き残るためにホメオスタシスを働かせます**。

ホメオスタシスがＯＮになったのは、ダイエットが順調にいっている証拠。そう考えると、停滞期もやむなし、と思えませんか？

ちなみにですが、いつもよりウォーキングの速度を早めたり時間を長くする、サウナにいってすっきりと汗を流すなど、日常にちょっとした変化をつけるとホメオスタシスのスイッチが〇ＦＦになりやすく、停滞期を乗り越えられます。

話を元に戻しますが、物事は表と裏の両方を見てこそ、真実が見えてきます。

肥満傾向にある方は、できる自分を認めてあげるのが苦手で、ちょっとでも食べ過ぎると「自分はなんてダメな人間なんだ」と自分を責めてしまいがちです。

この**自己嫌悪こそが、ダイエットの継続を難しくしています**。

とはいえ、いきなりポジティブな人間にはなれません。そこで私がおすすめするのは、ネガティブな自分をいったん受け止めてから、ポジティブな出来事を付け加える方法。

「なんでお昼にあんなに食べちゃったんだろう」とクヨクヨしだしたら、「でも、朝はやせる出汁をちゃんと飲めた」と、**小さなことでもいいのでできたことを付け加え、ポジティブな思考で終わらせます**。

これが、ダイエットを長く続けるためのコツ。覚えておいてくださいね。

ガマンすればするほど、やせられない現実

「あぁ～、今日はケーキが食べたい」

　そんな気分の日、ありますよね。

　ダイエット中だからとその欲望を抑え込み、コンビニのスイーツコーナーもがんばって見ないふり。日中はどうにか乗り切れたものの、夜になって食欲が大爆発。ケーキだけにとどまらず、カップラーメンやら菓子パンやら、ダイエットによくないといわれるものばかりむさぼるように食べてしまった。そんなことはありませんか。


　まずは、**「食べてはいけないものはない」と考え方をあらためましょう。**

　というのも、アメリカで行われた実験で、人は「太りそうな食べ物をガマンすればするほど、それを食べたくなる」ということがわかっています。ストレスの研究でも知られるスタンフォード大学のケリー・マクゴニガルによると**「食べたいものを禁止**

すると、1・5倍欲しくなる」そうです。

ケーキを食べたいのをガマンした結果、夜になってケーキ＋αを食べてしまう理由がこれです。日中、小さなケーキをひとつ食べていれば、満足して、夜に食欲の大爆発は起こらなかったのです。

また、「モラル・ライセンシング」といいますが、人は何かいいことをすると悪いことがしたくなる、という性質を持っています。「ランチで揚げ物はガマンできたから、夜はちょっとくらいいいか」となってしまうのは、この性質によるものです。

この2つのことからわかるのは、**朝食や昼食でガマンしすぎるのは逆効果**である、ということ。ダイエット中はお腹いっぱいで眠るのは避けたいですから、**夜に食欲の爆発が起こらないようにすることも大切なポイント**です。

もし甘いものが食べたくなったら、「いま、食べた分をその日の行動で消費できるかどうか」と考えるクセをつけるといいでしょう。「午後は活動的に過ごすから、午前中にケーキを1個食べるくらいはいいかな」、「午後は外出せずに過ごすから、ケーキは半分にしておこうかな」。こんなふうに考えられるようになるといいですよね。

朝は「やせる出汁」とみそ汁で体内リズムを整える

ダイエットをするなら、朝食を摂りましょう。

朝食を抜くと5倍太りやすくなるという研究結果があります。また時間栄養学の観点から見ると、朝食を食べることで体内時計をコントロールする「時計遺伝子」が目覚め、体内のリズムが整うというメリットがあります。

「やせる出汁」ダイエットでは、朝食の前に「やせる出汁」を1杯飲むのを基本としていますが、料理にも適度に使うことで、味覚リセット効果がいっそう高まります。

朝食には、ぜひ、出汁のうま味たっぷりのみそ汁を。具材に、うま味食材であるわかめ、きのこ類を加えると、さらにうま味の相乗効果が生まれます。

朝食の定番、卵料理もおすすめです。卵にはうま味成分グルタミン酸が含まれています。目玉焼きやゆで卵もおいしいですが、卵焼きならプラスひと手間でうま味をさらにアップさせることも可能です。

たとえば、卵に「やせる出汁」を加えて和風の味つけに。トマトを細かく刻んでオリーブオイルで炒め（油ハネに注意！）、卵を流し込んで洋風の卵焼きに。にんじんをすりおろして加えれば、彩りよく栄養価の高い卵焼きもできます。グルタミン酸とイノシン酸を含むうま味たっぷりのしらすを混ぜ込むのもいいでしょう。

毎朝の食卓には、グルタミン酸、イノシン酸、グアニル酸、すべてのうま味成分を含むのりをぜひ置きましょう。のりは、血中の中性脂肪を下げる働きのあるＥＰＡも摂ることができます。

やせたいなら、朝食は抜かずに食べる。「やせる出汁」と1杯のおみそ汁で、朝から食欲を正常化、元気な1日をスタートさせましょう。

「やせる出汁」をプラスしてコンビニ弁当をやせる昼食に

昼食は、仕事などで忙しくしていると、コンビニの弁当や外食が多くなりますね。自宅で過ごす方でも「自分のためだけにお昼をつくるのは面倒」とか「残り物で簡単にすませる」という声を多く聞きます。

なかなか思い通りにならない昼食は、割り切って、簡単にできることだけをします。

忙しい日の昼食には、「やせる出汁」をお湯に溶かしたものをスープ代わりに飲みましょう。ストレスからくる過食を防いでくれます。もちろん、ふりかけとして白いごはんにかけて食べたり、タレやソースの代わりに使うのもおすすめです。「やせる出汁」は携帯用ケースなどに入れて持ち歩くと便利です。

グルタミン酸やアスパラギン酸を多く含む緑茶を飲むのもよいでしょう。食事の満足感がアップする他、茶カテキンには脂質代謝を活発にする効果もあります。

茶どころの静岡県はメタボ該当者が全国最低水準（特定健康診査の結果）であり、都道府県別健康寿命ランキングでは男女とも上位にランクインしています。

また、茶カテキンを摂取し続けると、腸内の善玉菌が増加し、悪玉菌が減少することもわかっています。腸内環境をよく保つことは全身の代謝にも影響しますので、やせやすい体づくりに役立ちます。

コンビニ弁当には、ぜひカップ1杯の「やせる出汁」をおともに。カップ入りのおみそ汁やわかめスープでもOK。スープのある食事のほうが満足感が高く、食前に飲むことで、摂取カロリーを20％程度抑えられたという研究結果もあります。

外食のときも、積極的にスープをプラスしましょう。ただし、コーンスープやクラムチャウダーなどクリーム系のスープは糖質が高めなのでなるべくひかえましょう。

昼食でしっかりうま味の満足感を得ておくことが間食のムダ食い予防に役立ちます。

食べてやせる夕食の強い味方は、「やせる出汁」と刺身

夕食のおかずとしておすすめなのが刺身。外食ではもちろん、買ってきてそのまま食卓に出せる手軽さも魅力です。しかも、**熱を加えないローフードには酵素が含まれているので、体内の新陳代謝が高まり、ダイエットに役立ちます**。

また、ローフードは熱を加えたものに比べると消化の負担を軽減してくれるので、あとはもう寝るだけとなった夜のメニューにぴったりです。

中でも、マグロ、ハマチ、タイ、カツオ、サワラ、タコなどの刺身がうま味成分を多く含むので、特におすすめです。

帰ったら、まず「やせる出汁」をお湯に溶いたものを1杯飲む。すると、気持ちが落ち着き、ドカ食いが防げます。うま味とだしの香りにより、イライラを鎮めるので、落ち着いて調理に取り掛かれます。

夕食にぴったりのヘルシーメニューは、満足感も味覚リセット効果も高い、うま味成分の多いトマトやブロッコリーのサラダ。血糖値の上昇を抑える、お酢を使ったわかめの酢の物もおすすめです。

また、うま味たっぷりで、ダイエットの味方、きのこもよいでしょう。きのこのキトサンという成分には、体内の脂肪と結びついて、便と一緒に体外に排出される効果がマウスの実験で実証されています。ほかにも、糖質の吸収を緩やかにしてお腹の調子を整えてくれる食物繊維、日本人に不足しがちなビタミンD、代謝を促すビタミンB群も豊富で、低カロリー。きのこは優れたダイエット食材なのです。

あまり難しく考えないこと。**うま味を活用すれば、味覚リセットダイエットは続けられます。それこそが、長続きの秘けつです。**

「やせる出汁」ダイエット あれこれ②

夏場もおいしい出汁の飲み方

「やせる出汁」は冷やしてもおいしくいただけます。大さじ1杯の出汁に150～200ccの水を入れてよく混ぜて飲んでください。お好みで麦茶のように水出ししてもOK。また、冷たい料理にも使えます。「やせる出汁」を使った冷やし茶漬けなどもおすすめです。

「やせる出汁」パウダーの保管方法

そのまま密閉容器に入れて湿気の少ない冷暗所で保管してください。たっぷり使いたい方、家族みんなで使いたい方、なるべく手間を省きたい方は、まとめて作るのもおすすめ。2週間ほど保存できます。長期保存したい場合は、保存袋などに入れて冷凍もできます。その際は、1回分ずつ小分けにしておくと便利です。

第4章

味覚リセットを成功させる5つの生活習慣

「デブ味覚」から「やせ味覚」に変える
成功の秘けつは生活習慣にあります。
特に気をつけたい習慣を5つ紹介します。

おなかがすいたら食べる

食事は1日3食が基本です。1975食も朝・昼・晩と3食ですし、時間栄養学の観点からも、**朝と昼は適度に食べて、夜は腹八分目。できることなら腹七分目の軽めの食事を摂ることをおすすめします。**

夕食のあとは眠るだけなので、食べた分のエネルギーを消費するのが難しく、また、寝ている間に胃腸に負担をかけないためにも、軽めの食事を心がけましょう。

しかし、食事でいちばん気をつけてほしいことは、実は別にあります。

1日3食を基本としても、毎日、同じ時間に食べることにこだわらないでください。朝だから食べる、12時になったから食べる、お風呂から上がったから食べるといったように、ほとんどの人は、いつもの習慣や時間を基準にして食事を摂っています。

でも、**実は大切にしたいのは、時間ではなく「空腹感」**です。

・空腹感を覚えるまでは食べない
・空腹感がなくなったら食べるのをやめる

たった2つのことを守るだけで、食事量が抑えられるとともに、無意識にダラダラと食べ続けるなどの食行動のクセが解消されていきます。

空腹感には長寿遺伝子といわれる「サーチュイン遺伝子」の働きをONにする働きがあるとされています。何かを食べると血糖値が上がり、それにともなってインスリンが分泌されますが、インスリンが働いているときはサーチュイン遺伝子の活動がOFFになることがわかってきています。

つまり、空腹になる前に食べたり、ちょっと小腹がすいた程度でクッキーを1枚2枚つまむのがクセになっていると、サーチュイン遺伝子の活動を妨げ、細胞の若返りをじゃましているのです。

やせて健康、元気、美しさを求めるのであれば、「空腹になってから食べる」を実行しましょう。

何を食べてもいいけど、量だけには気をつける

ダイエット中に食べていけないものはありません。この言葉を私は、ダイエット外来で何百回、何千回と口にしてきました。そして、何百人、何千人の患者さんの怪訝《けげん》な顔を見てきました（笑）。

糖質制限にしても、グルテンフリーにしても、**「これは健康のために食べてはいけない」という考え方が最近の流行でしたから、「何を食べてもいいよ」というのは眉唾《まゆつば》のように聞こえて、信じられないのでしょう。**

でも、食べてはいけないという制限がストレスとなって過食を招くことは疑いようのない事実。そのリスクと、好きなものを食べることの幸福感を天秤にかけたら、後者に軍配が上がります。

ただし、**「なんでも食べていいけど、量には気をつけましょう」**というアドバイス

も付け加えておきましょう。なんだ、やっぱり。うまい話には裏があると思いましたか？　でも、食べられないことに比べたら、食べられるだけいいですよね。

空腹感がなくなったら、食べるのをやめる。**スイーツなど甘いものの場合は、空腹感ではなく満足感を覚えたらやめる、を基準にするといいでしょう。**

炊きたての白いごはんも、空腹感がなくなったら食べるのをやめる。自分の胃とコミュニケーションを取りながら食べていると、自然と量は少なくなります。

大好きなドーナツも、甘さに満足したら食べるのをやめる。1個を食べ切るのではなく、満足したらやめる、を実行してみてください。そのタイミングは案外、早く訪れるはずです。

これまで迷いなく買っていた1袋30個入りなどの質より量のチョコレートはやめて、本当においしい1粒を味わって食べる。すると、1袋食べ切ってしまっていた自分が信じられなくなる日は、すぐにやってくるでしょう。

食べられることをうれしく思い、量に気をつけることを習慣にしていきましょう。

口の中に食べ物が入っている間は、次の食べ物を入れない

肥満傾向にある人は、食への執着心がとても強い。言い換えれば、空腹への恐怖心が強い、ともいえます。

たとえば、昼過ぎに人と会う予定があったとします。やせている人は、「昼ごはんを食べそびれたら、夕方、軽めに何か食べればいいか」と考えます。しかし、太っている人は、「お腹がすいたら嫌だから、先に何か食べておこう」と考えます。そして、まだお腹もすいていないのに、一人前の料理をペロリと平らげるのです。そして、夕方にお腹がすいたら、間食もしっかり食べてしまったりします。

また、太っている人は食に対する衝動性が強いのも特徴です。食べたいとなったらガマンがきかず、食べることに集中してしまいます。周りを見る余裕がないので、周囲からはガツガツ食べているように見えてしまうこともしばしばです。

こういった、**食への執着心と衝動性を手放すのにいちばんいい方法は、食事の途中で箸《はし》を置くこと**。「そんな簡単なことで？」と思うかもしれませんが、いざ、やってみようと思うと、これがなかなか難しい。患者さんの中には、食事のときに紙とペンをあらかじめ食卓に置いておき、箸を置くたびに正の字のを書くようにしても、2回3回が精一杯という方もいるほどです。

実際に箸を置くことができたらわかるのですが、箸を置くと視界が開けます。箸を手に持っている間は、次に何を食べようか、箸先で次の食べ物を探している状態なので、食べ物しか目に入りません。それが、箸を置くだけで客観的な視点が持てるようになり、執着心や衝動性を手放せるのです。

とても単純な方法なのですが、その効果は絶大。ぜひ、試してみてください。

また、**食事にがっついてしまう自覚のある方は、食事の最初と最後に自分の好きなものを食べることもおすすめです**。味覚が敏感な食べ始めはおいしさをより実感しやすく、最後に好きなもので食べ終えると、食事の満足感が高まります。

自分を食べ物のゴミ箱にしない

同僚が旅行のお土産で買ってきてくれたおまんじゅう。3時のおやつにみんながひとつずつ食べていたら、あなたはどうしますか？

「いま、お腹いっぱいだからあとでいただくね」とさらりと断れますか？断ったら場の空気が悪くなると考えて「ありがとう」と食べてしまいますか？

やせている人は、断り上手です。行動に嘘《うそ》がないから、人からも信用されます。場の空気を読んで「食べる」を選択したのに、やせている人が断った上に信用を得られるなんて、ズルイと思うかもしれません。しかし、それが世の中の現実です。

子どもの食べ残しを「もったいない」と自分の口に放り込んでいませんか？よく食べるキャラクターに認定されて、飲み会で最後の1個を食べる係になってはいないでしょうか？

もっと、自分を大事にしてください。自分の気持ちを、体を、大切にしてあげましょう。**自分を食べ物のゴミ箱にしてはいけません**。

世代や育った環境によっては、食べ物を捨てることに強い罪悪感を抱く方もいらっしゃいます。けれど、自分自身をゴミ箱にすることで太り、健康を害しているとしたら、それが本当に正しい選択とはいえないと思います。

食への執着心と衝動性が強い方は、「足りなかったらイヤだな」と考えて料理を多めにつくる傾向があります。そして、食べ切れなかった分をやはり自分の口に入れてしまいます。

太る傾向にある人の食行動はすべてがつながっています。どこかひとつを断ち切るだけでも、全体がいい方向に進んでいくこともよくありますので、取り掛かりやすいところから、ぜひ始めてみましょう。

座っている時間を極力減らす

激しい運動は、かえって食欲を誘発してしまうので、ダイエット中はあまりおすすめしていません。しかし、日常生活の中でエネルギー消費量を高めていくことは、強くおすすめします。

1日の総エネルギー消費量の内訳を見ると、基礎代謝が約60％、食事誘発性熱産生が約10％、身体活動が約30％を占めています。注目すべきは、最後の身体活動です。ここにはスポーツなどの激しい運動（身体活動）と、NEAT（ニート：Non-Exercise Activity Thermogenesis）と呼ばれる非運動性身体活動が含まれます。

非運動性身体活動というのは、立ったり座ったり、階段を上ったりといった日常の動作のこと。**肥満者と非肥満者を比較すると、肥満者のほうが1日2・5時間も座っている時間が長かった**という報告があります。消費カロリーに換算すると、この差は1日およそ350キロカロリーにもなります。

肥満者は、たった1日でポテトチップス1袋、あんドーナツ1個分も消費カロリーが少ないことになります。反対にいえば、その消費されなかった分のカロリーを体に蓄え続けていることになるのです。

座っている時間を少しでも減らす。その心がけがやせる生活への近道です。

日常生活の中では、エレベーターやエスカレーターをやめて階段の上り下りをする。スーパーなどの駐車場では入り口からいちばん遠くに車を止める。休日はなるべく家にこもらないで、ショッピングモールの中をぶらぶら歩く。家の中のゴミ箱は1個だけにして、ゴミを捨てるときは必ずそこまで歩くようにする。

こんなことぐらいで？　と思うようなチリツモ行動がNEATを高めます。無理せず、楽しんで取り組める方法で、少しでも1日の身体活動を高めていきましょう。

「やせる出汁」ダイエットあれこれ③

子どもからお年寄りまで食べられる健康食材

味覚をリセットして食欲を正常化し、腸内環境を整えるなど、健康効果の高い「やせる出汁」。かつお節、煮干し、昆布、緑茶といった天然の素材でつくるので、子どもから大人まで安心して食べられます（ただしアレルギーのある方はご注意ください）。

「やせる出汁」の「うま味」は子どもの味覚を育てるのに役立ちます。また、丸ごと食べればカルシウムが摂取できるので、成長期のお子さんはもちろん、大人の骨粗鬆症予防にもおすすめです。DHA や EPA が含まれるので、認知症予防や記憶力アップにも効果があり、子どもの成長に、大人のアンチエイジングにうってつけです。

第5章

「やせる出汁」アレンジレシピ

「やせる出汁」を使った
おいしくてヘルシーなレシピで
味覚リセットをさらに促進。

- 材料はすべて2人前です。カロリー、塩分表示は1人前のものです。
- 計量の単位は、小さじ1＝5ml、大さじ1＝15ml、1カップ＝200ml、いずれもすりきりで量ります。
- 卵のサイズはMサイズを使用しています。
- 電子レンジの加熱時間は、600Wの場合の目安です。500Wの場合は2割増しにしてください。電子レンジ、オーブントースター、オーブンの加熱時間は、メーカーや機種によって異なりますので、様子を見ながら加減してください。また、加熱する際は付属の説明書にしたがって、高温に耐えられる容器や皿を使用してください。
- 液体を電子レンジで加熱する際、突然沸騰する可能性がありますので、ご注意ください。

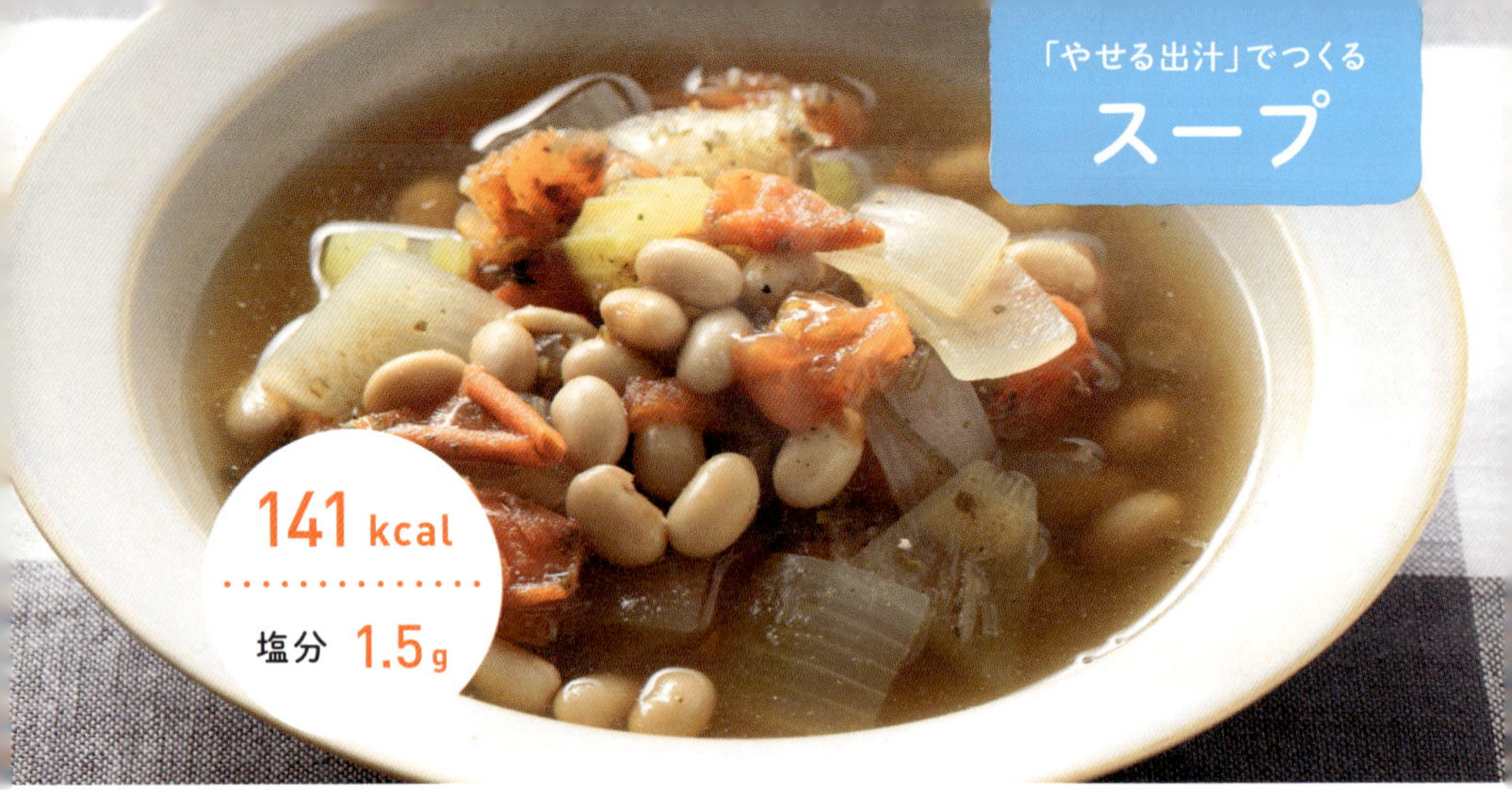

グルタミン酸をたっぷり含んだトマトでうま味の相乗効果！

うま味強烈
トマトのごろごろスープ

材料（2人分）

トマト…1個
玉ねぎ…1/2 個
セロリ…50g
A【蒸し大豆…80g
水…1カップ
やせる出汁…大さじ2】
塩…小さじ 1/3
こしょう…少々

作り方

1 トマト、玉ねぎ、セロリは 1.5 センチ角に切り、鍋にAと一緒に入れて蓋をし、中火でひと煮立ちさせ、弱火でときどき混ぜながら蒸し煮にする。
2 野菜がやわらかくなったら塩こしょうで味をととのえる。

健康ポイント

グルタミン酸が強いトマトは、味覚リセット効果も抜群。トマトを丸ごと1個使うので、おかず代わりにしてもよい。うま味が強い分、塩分も通常よりも控えめ。

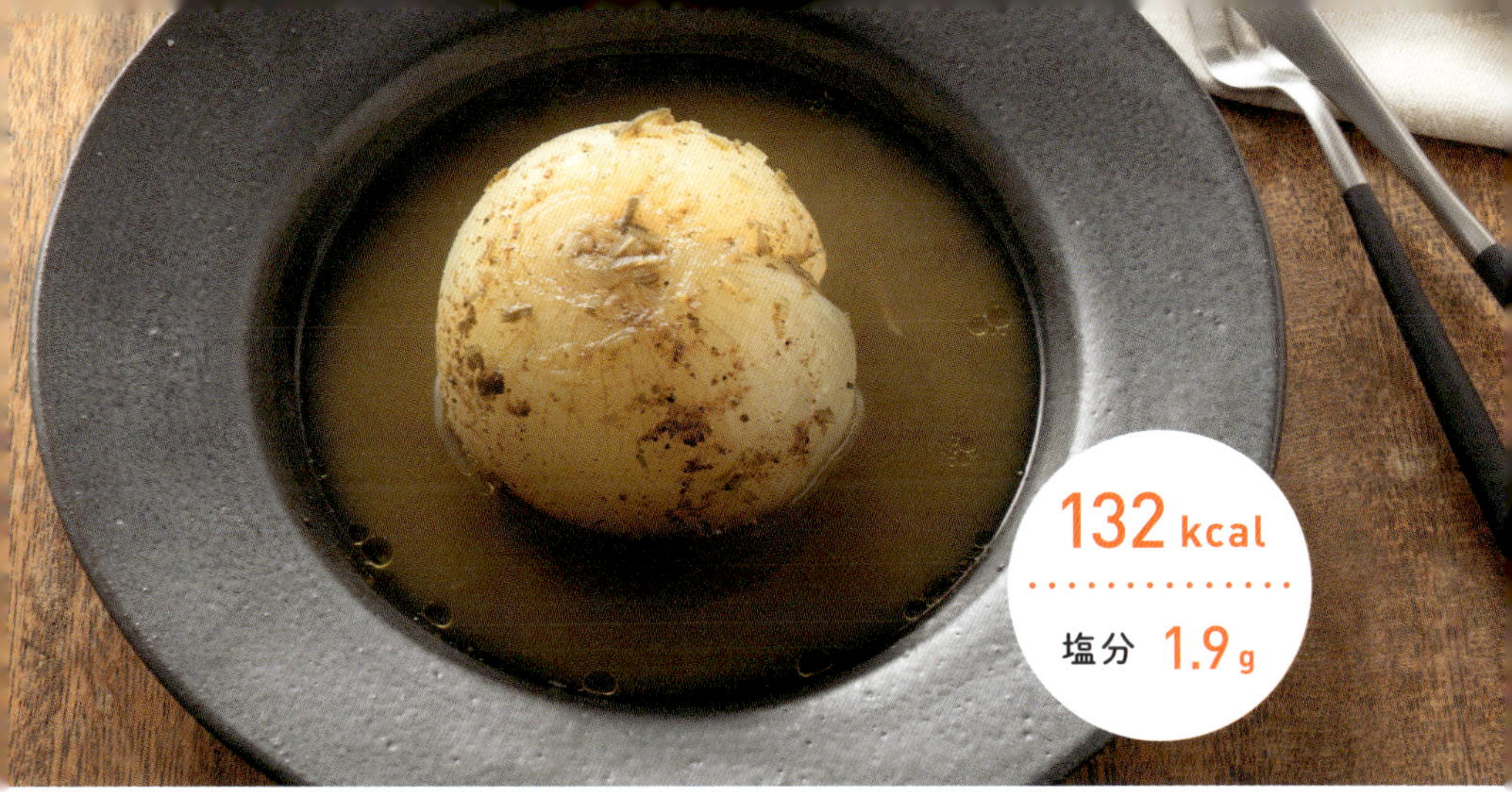

玉ねぎを出汁に入れて30分放置で完成の手間なしレシピ！

疲労回復
丸ごと玉ねぎの蒸しスープ

材料（2人分）

玉ねぎ…2個
A【おろしにんにく…小さじ1
やせる出汁…大さじ3
水…2と1/2カップ
塩…少々
みりん…大さじ1】
しょうゆ…小さじ2

作り方

1 玉ねぎの根の部分に十字の切り込みを入れておく。
2 小鍋に1とAを入れてひと煮立ちさせ、蓋をして弱火で約30～40分蒸し煮にする。玉ねぎがやわらかくなったらしょうゆを入れ、お好みで塩を加えて味をととのえる。

健康ポイント

玉ねぎに含まれる硫化アリルやケルセチンが血流を促すので、コレステロール高めの方にもおすすめ。アリシンがかつお節や煮干しのビタミンB1の吸収率をアップし、疲労回復に役立つほか、神経を鎮めるので安眠効果にも期待。

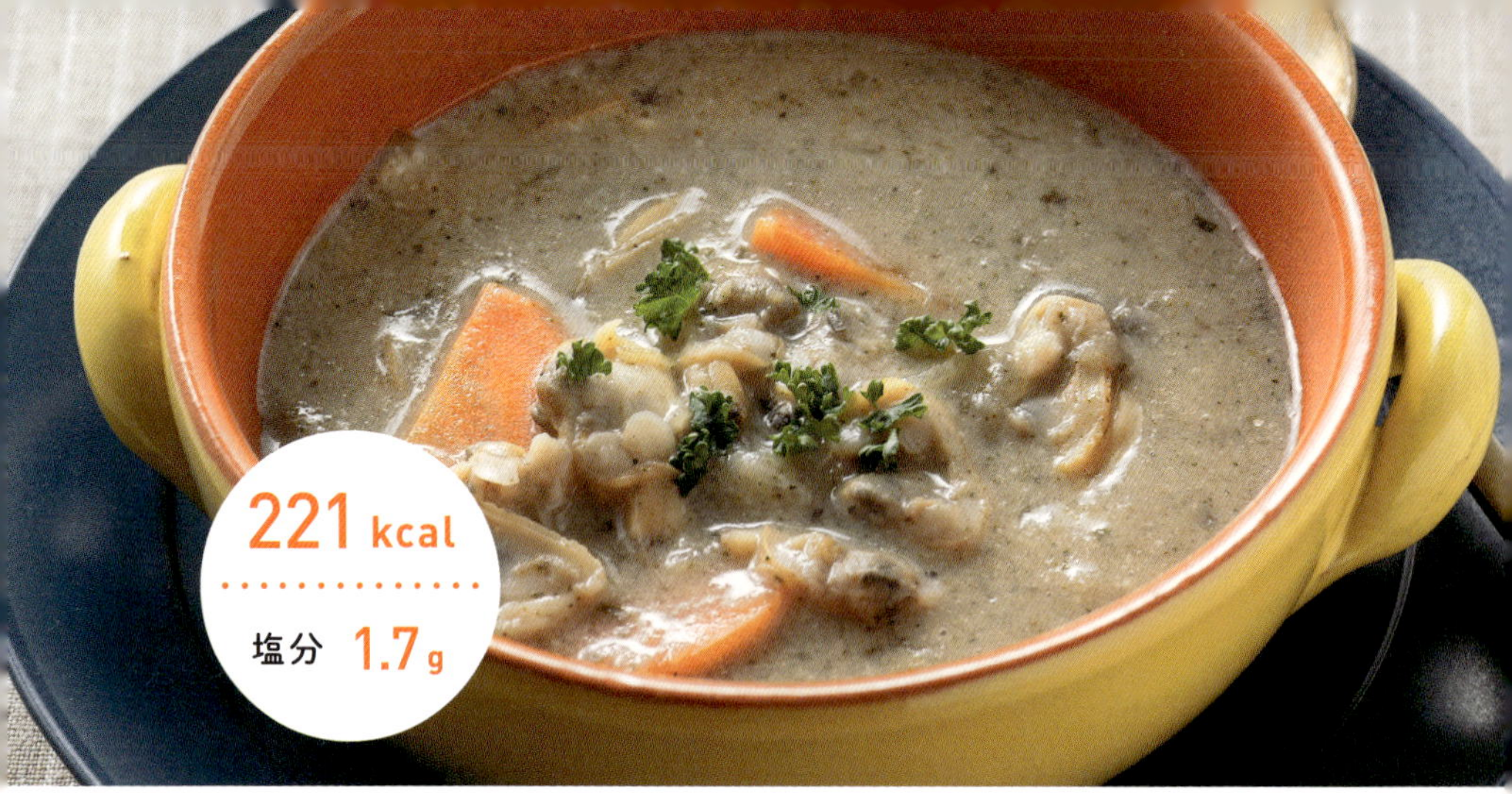

221 kcal

塩分 1.7g

あさりのうま味としょうがの香りが味わいのアクセント

豆乳としょうがの ヘルシークラムチャウダー風

材料（2人分）

あさりむき身（冷凍）…100g
しょうが…2かけ
にんじん…1/5本
じゃがいも…1/4個
A【**やせる出汁**…大さじ2
白ワイン…大さじ2
水…1カップ】
調整豆乳…1と1/2カップ
塩…小さじ1/3
こしょう・パセリ…各適宜
バター（無塩）…10g

作り方

1 しょうがは千切り、にんじんは厚さ5ミリの半月切り、じゃがいもはすりおろしておく。
2 鍋にしょうが、にんじん、Aを入れてひと煮立ちさせ、あさりのむき身（冷凍のままでOK）を入れてアクを除きながら火を通す。
3 すりおろしたじゃがいも、豆乳を入れて混ぜながらひと煮立ちさせ、全体がとろっとしてきたら塩こしょうで味をととのえ、火を止めてバターを加えてパセリを散らす。

健康ポイント

あさりのうま味成分コハク酸としょうがの香りで食べる、小麦粉ナシでつくれる簡単チャウダー。面倒な切り物も少なめなクラムチャウダーなので、手軽につくれます。

45 kcal
塩分 1.4g

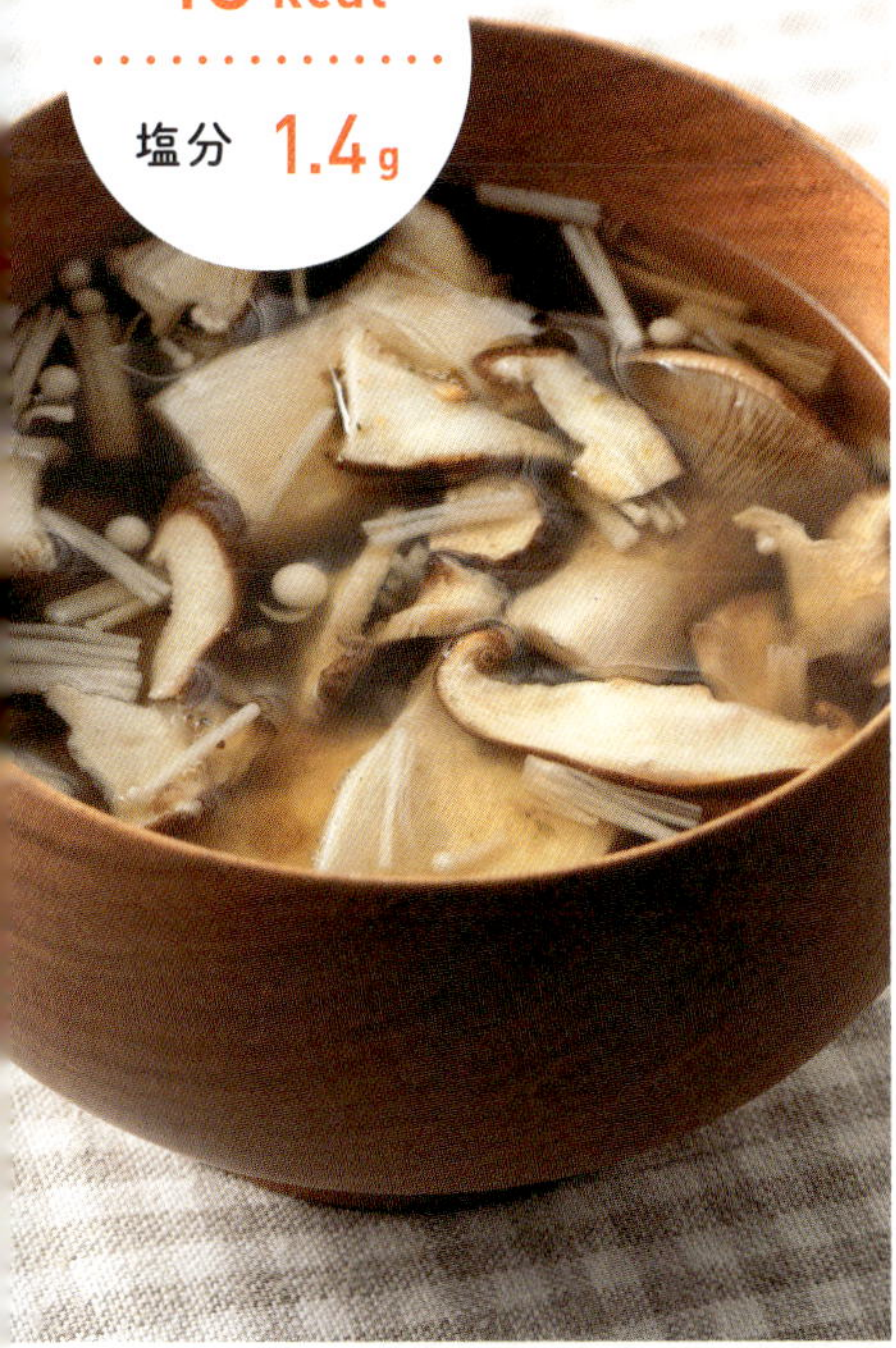

やせる出汁＆きのこ＆みそでつくる
最強うま味みそ汁

きのこの健康みそ汁

材料（2人分）

干ししいたけ（薄切り）…大さじ1
えのき…30g
エリンギ…50g
水…1と1/2カップ
やせる出汁…大さじ2
みそ…大さじ1

作り方

1 えのきは2センチ、エリンギは半分の長さに切り、うす切りにする。
2 鍋にみそ以外の材料を入れてひと煮立ちさせ、1分程加熱したらみそを溶き入れる。

23 kcal
塩分 1.6g

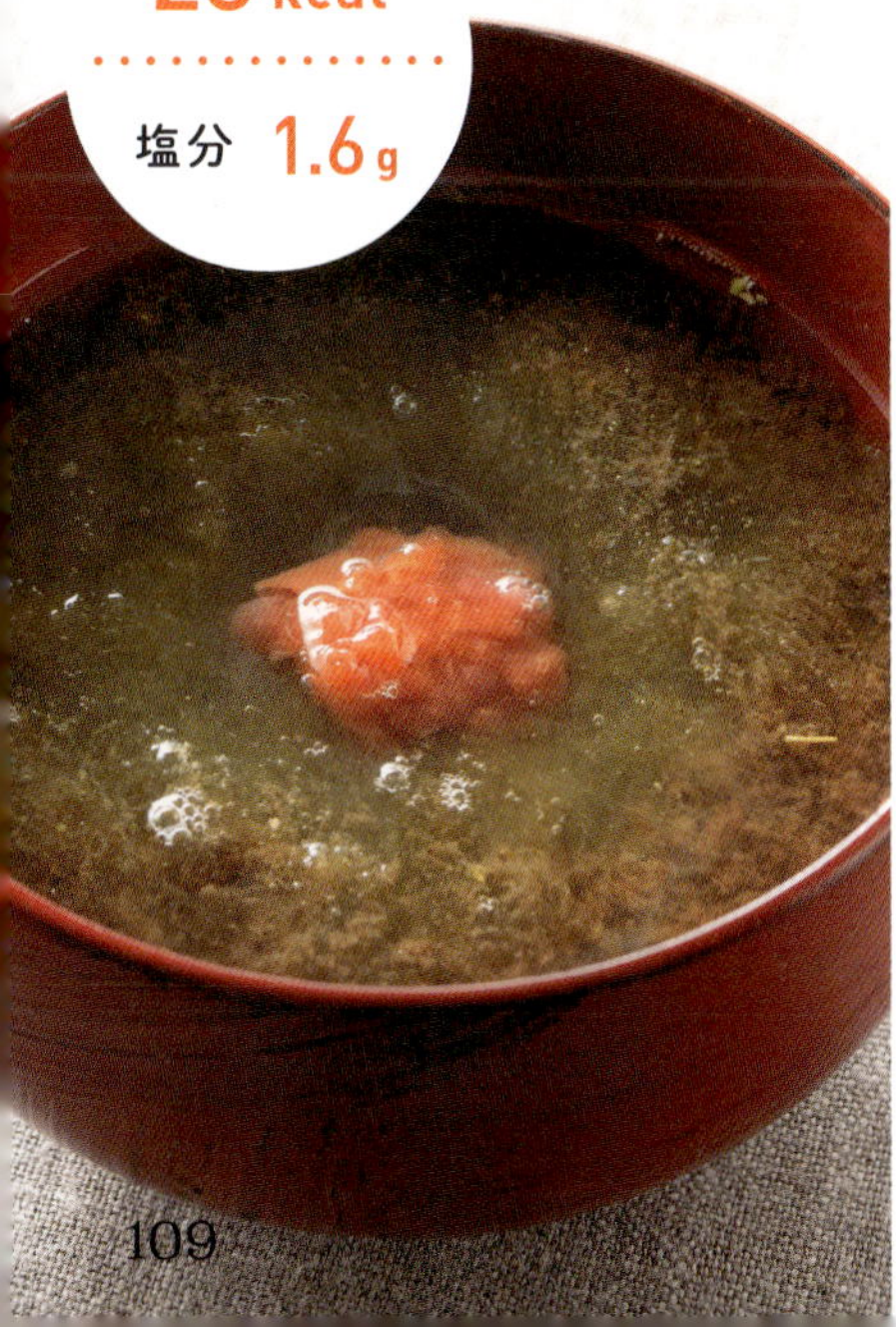

昆布のぬめりで消化吸収もアップ。
注ぐだけなのでお弁当にも！

とろろ昆布と梅干しのお吸い物

材料（2人分）

とろろ昆布…大さじ4
やせる出汁…大さじ2
しょうゆ…大さじ1/2
熱湯…1と1/2カップ
梅干し（大粒）…1個

作り方

1 器にとろろ昆布とやせる出汁、しょうゆを半量ずつ入れ、熱湯を注ぎ入れてよく混ぜ、梅干し半量ずつを添えて潰しながら食べる。

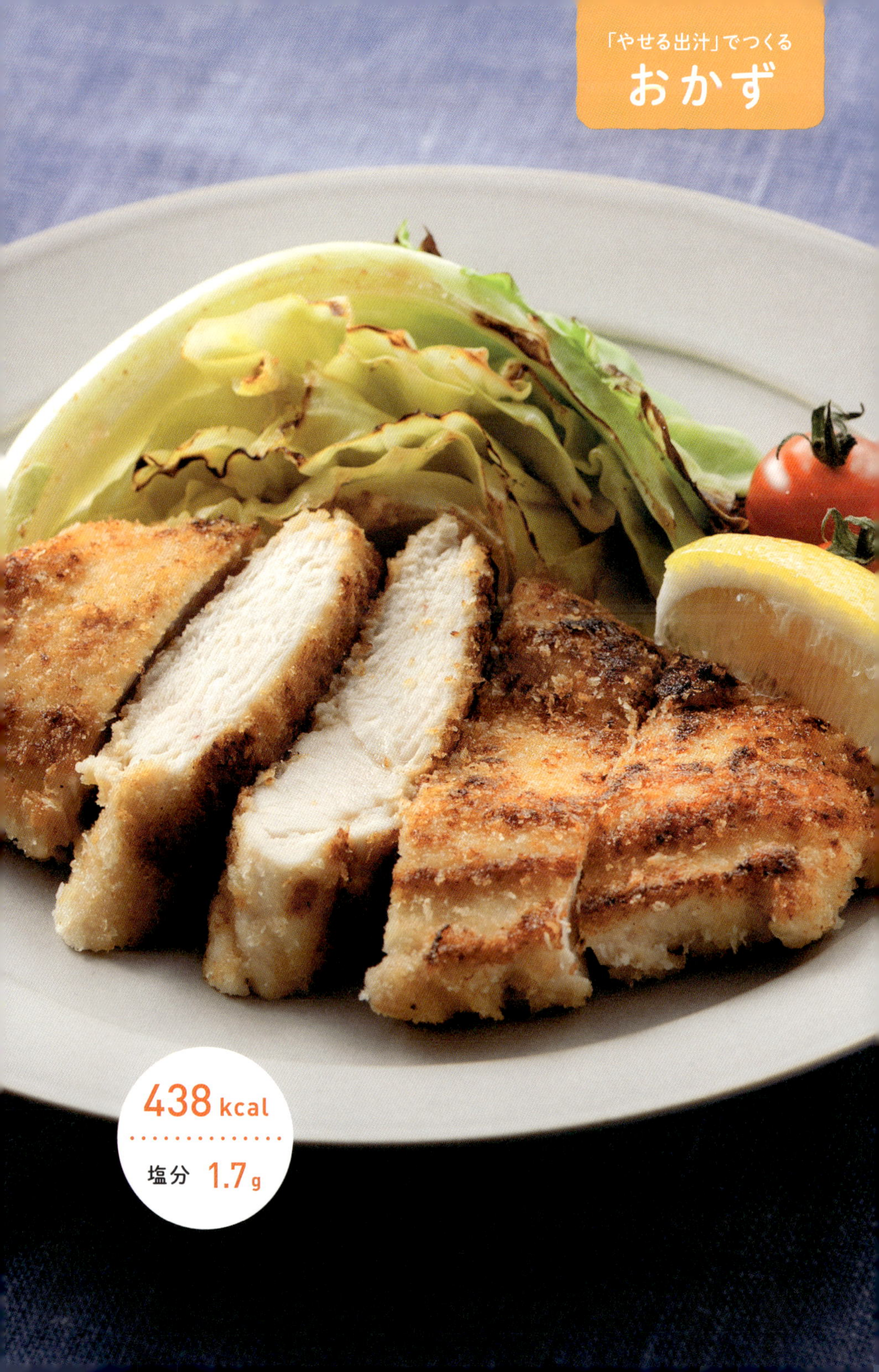
438 kcal
塩分 1.7g

小麦粉、卵、ソースを使わずうま味で食べるチキンカツ

うま味たっぷりチキンカツ

材料（2人分）

鶏むね肉（皮なし）…1枚（約250g）
A【マヨネーズ…大さじ2
カレー粉…小さじ1/2
塩…小さじ1/3弱
やせる出汁…大さじ2】
パン粉（細かめ）…大さじ4
油…大さじ2
キャベツ…300g
塩・こしょう…各少々
水…1/4カップ
ミニトマト・レモン…各適宜

作り方

1 キャベツは芯を残した状態で大きく櫛形に切る。鶏むね肉を横半分に切り、ラップに挟んで、めん棒などでたたく（一回り大きくなればOK）。Aを混ぜて全体に塗るようにしてつけ、パン粉を両面につける。

2 熱したフライパンにキャベツを入れ（油は入れず）、焼き色がついたら返して、水を入れ、塩こしょうして蓋をし、弱～中火で蒸し焼きにする。お好みの硬さになったら水分をとばして取り出し、器に盛る。

3 フライパンの水分をしっかりと除いたところに油を入れて熱し、カツを焼き揚げする（片面1分30秒ずつ程度）。
保温して中まで火が通ったら一口大に切り、器に盛る。あればミニトマトやレモンを添えて。

健康ポイント

小麦粉や卵の代わりにやせる出汁やカレー粉を使って、うま味と一緒にいただけるカツ。ソースを使わなくても十分おいしい。胸肉のイミダペプチドで疲労回復効果も大!!

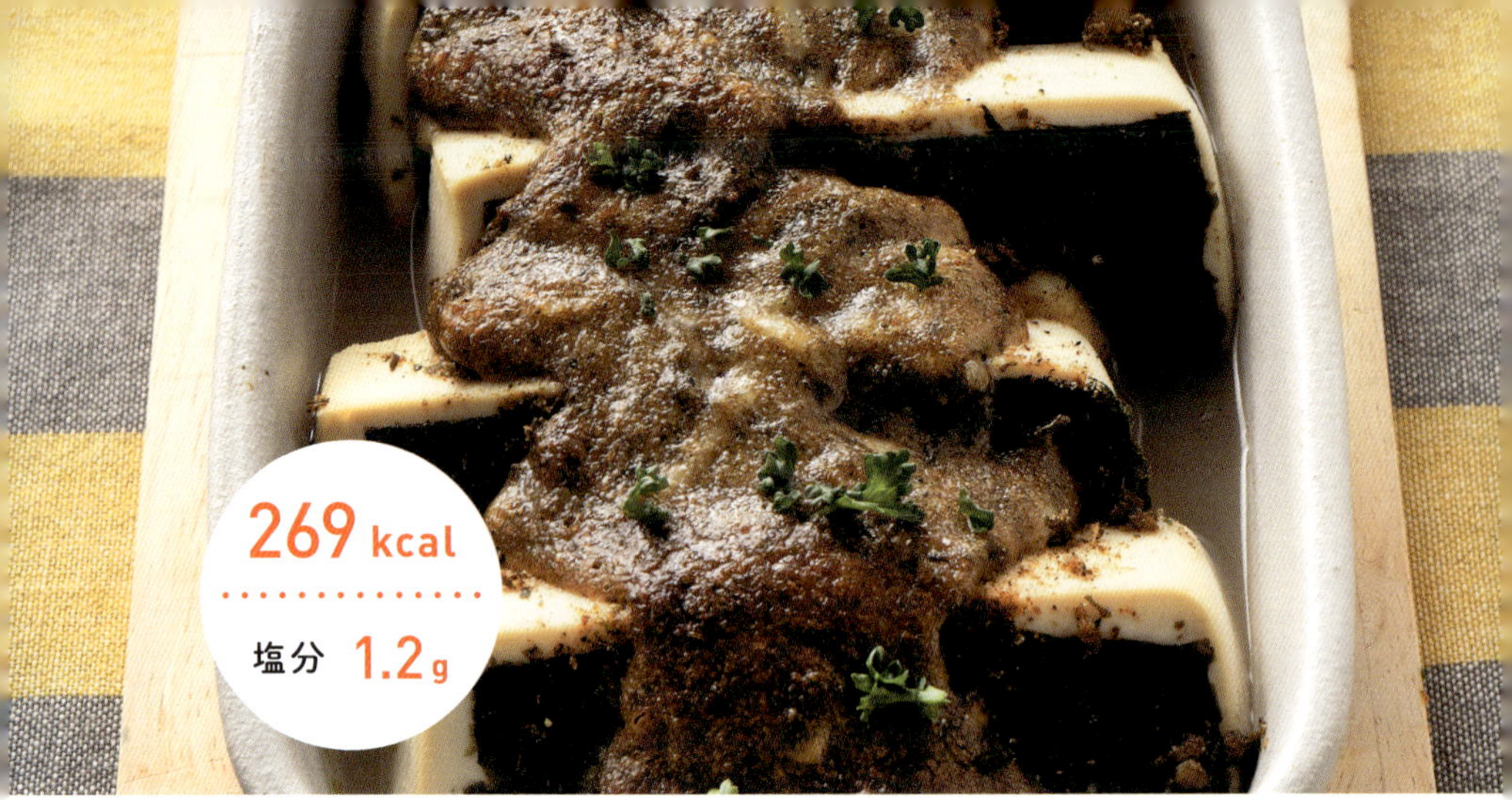

ホワイトソースいらず・水切り不要の簡単グラタン

骨を強くする 豆腐とチーズのグラタン

材料（2人分）

木綿豆腐…1丁
のり…1/2 枚
ピザチーズ…70g
やせる出汁…大さじ3
パセリ…適宜

作り方

1 木綿豆腐とのりを4等分に切り、耐熱容器に写真のように並べる。
2 ピザ用チーズとやせる出汁を混ぜて上にのせ、電子レンジで1分 30 秒加熱し、チーズが溶ければ完成。お好みでトースターで表面を軽く焼いてパセリを散らす。

健康ポイント

焼くときに出る水分は、やせる出汁と混ぜてスープとしていただいても。豆腐のイソフラボンとやせる出汁のカルシウムで、骨粗鬆症予防にもおすすめ。

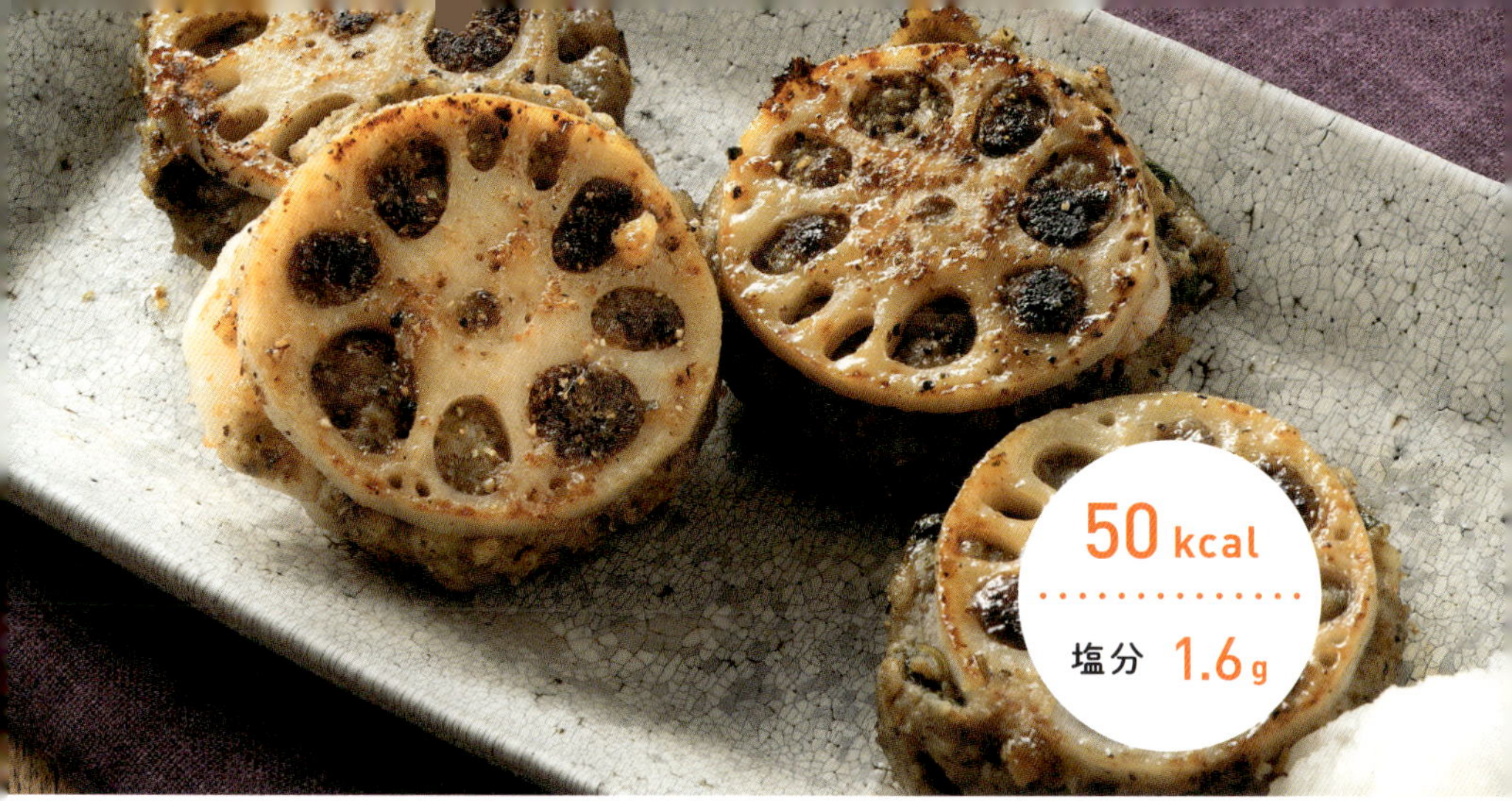

混ぜるだけのヘルシーなタネをれんこんでサンド

免疫力アップ れんこんとエビのふんわり焼き

材料（2人分）

れんこん…100g
はんぺん…1枚
むきえび…40g
大葉…4枚
A【**やせる出汁**…大さじ2
おろししょうが…小さじ2
片栗粉…小さじ1】
ごま油…小さじ1
水…1/2カップ
しょうゆ・みりん…各小さじ1
大根おろし…適宜

作り方

1 れんこんは皮をこすり洗いし、8枚に切り、水でしっかりと洗う。はんぺんをボウルに入れ、すりつぶすように細かくし、むきえびと大葉をちぎり入れ、Aを入れて混ぜ合わせる。
2 1のタネをれんこん2枚ではさみ、ギュッと押さえてサンドする。
3 フライパンにごま油を熱し、2を入れて両面焼き、水としょうゆ、みりんを入れて蓋をし、弱～中火で2分程蒸し焼きにし、水分をとばす。器に盛り付け、あれば大根おろしを添える。

健康ポイント

タレいらずでヘルシー。れんこんのレクチンで免疫力アップ！　食物繊維もたっぷり。

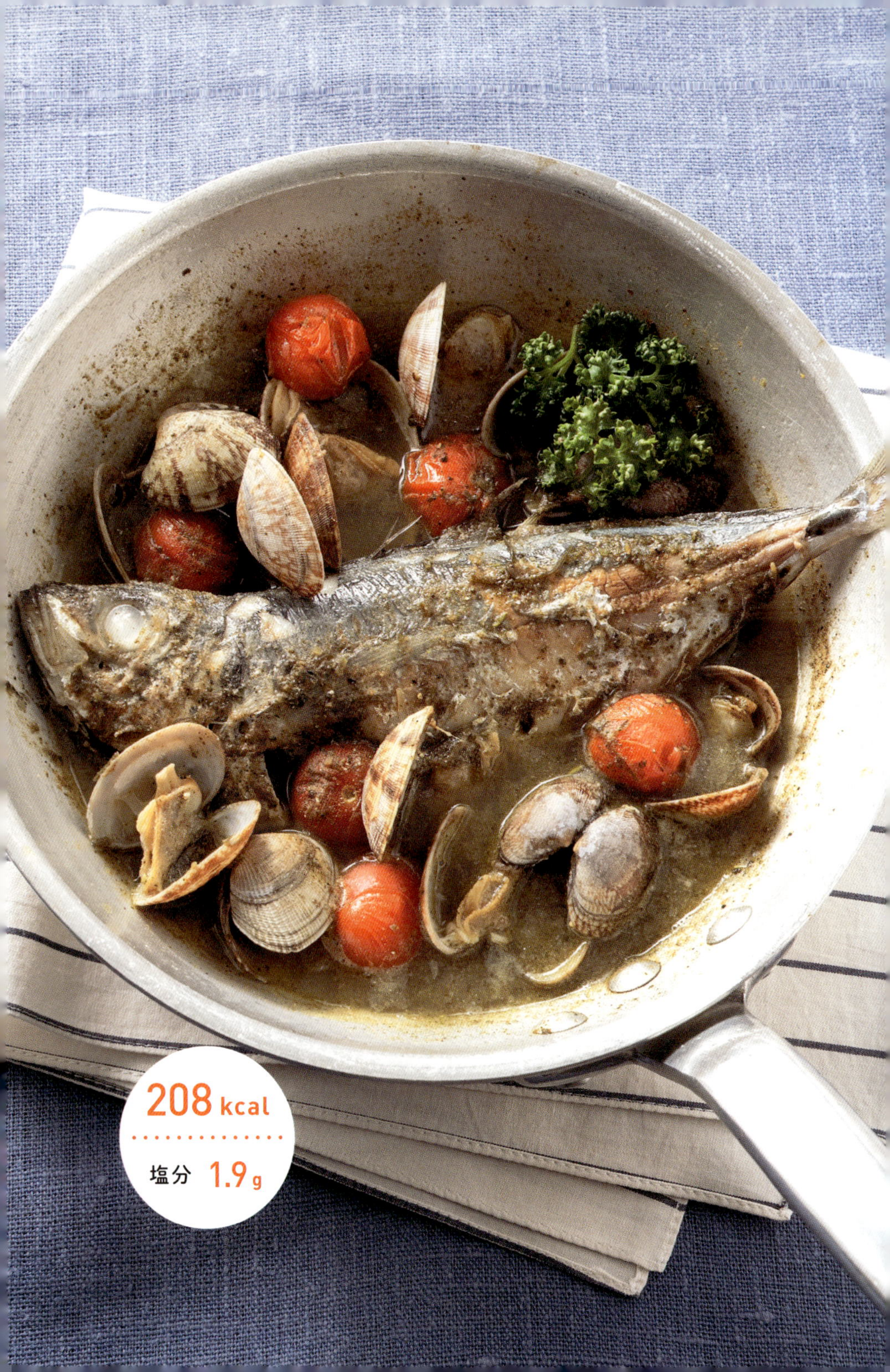
208 kcal
塩分 1.9 g

豪華なのに簡単、やせる出汁のうま味で味がきまる！

血液サラサラ
和風アクアパッツァ

材料（2人分）

アジ…大1尾
あさり…150g
にんにく…2かけ
ミニトマト…6個
オリーブオイル…小さじ2
A【白ワイン…大さじ2
水…2/3カップ
やせる出汁…大さじ2
パセリ…適宜】

作り方

1 アジはうろことぜいご、内臓を除く。あさりはこすり洗いをする。にんにくはみじん切りにする。

2 フライパンにオリーブオイルとにんにくを入れて弱火で炒め、香りがしてきたらアジを入れて焼き、焼き色がついたら返し、あさりとミニトマト、Aを入れて中火弱で約10分煮る（ときどき、スプーンで魚の表面にスープをかけながら煮る）。お好みで、塩で味をととのえる。

健康ポイント

アジのDHAとEPAの働きで、動脈硬化予防に。やせる出汁と素材のうま味、少しの塩分だけでおいしく食べられる。

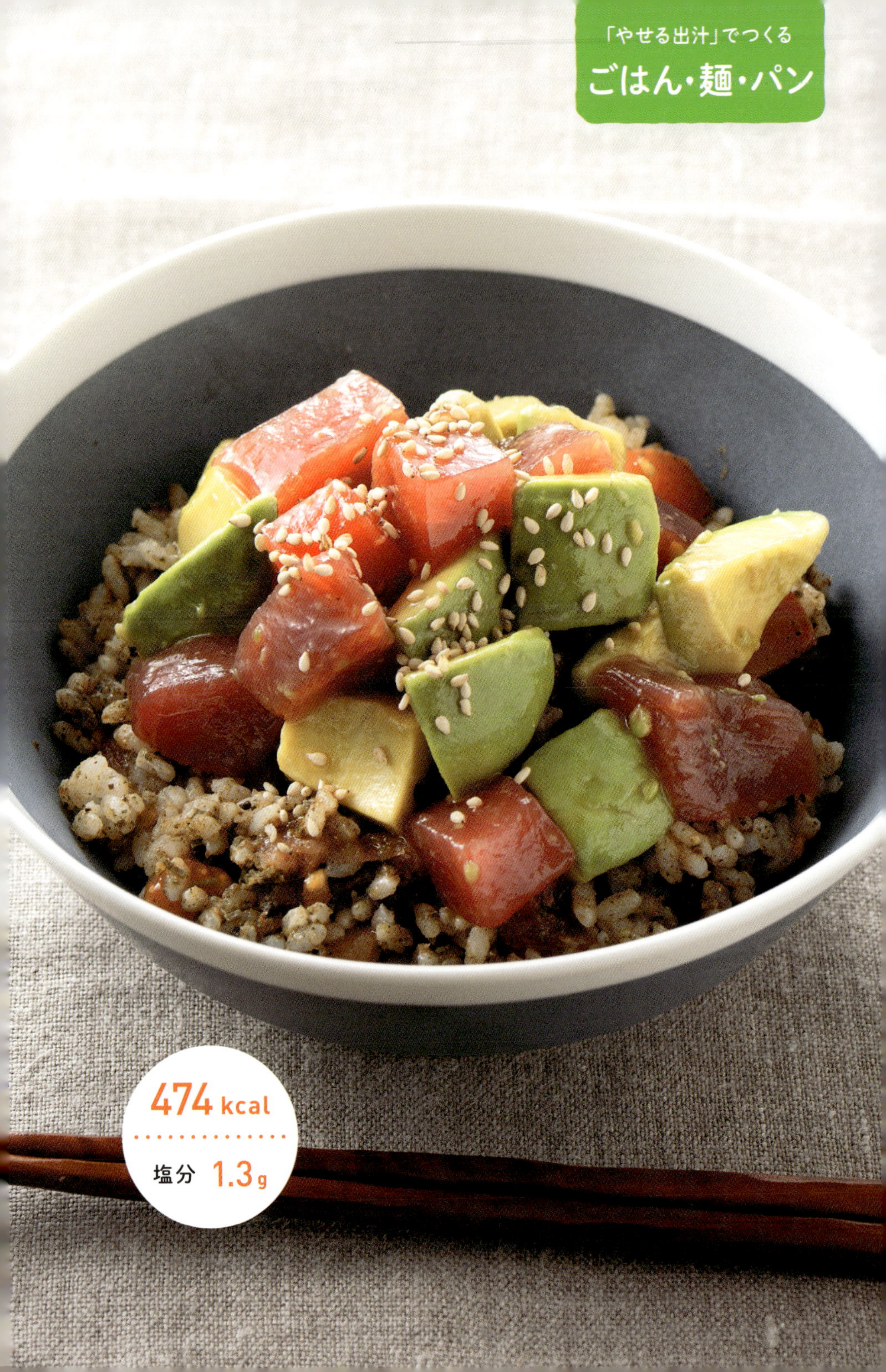

474 kcal

塩分 1.3g

マグロとアボカドの抗酸化作用で元気に若々しく

マグロとアボカド、トマトの若返り丼

材料（2人分）

マグロ…160g
アボカド…1個
A【ごま油…少々
みりん・しょうゆ…各小さじ2】
ごはん…200g
トマト…1個
やせる出汁…大さじ2
酢…小さじ2
ごま…適宜

作り方

1 マグロとアボカドは約1.5センチ角に切り、Aと混ぜ合わせる。
2 トマトを1センチ角に切り、ごはん、やせる出汁、酢とともに混ぜて器に盛り付け、1をのせ、お好みでごまを振る。

健康ポイント

ごはんのかさ増しに、味覚リセット効果も高まるトマトを活用。カレーや丼など炭水化物が多くなりがちなメニューのときは、かさ増しトマトをぜひ。

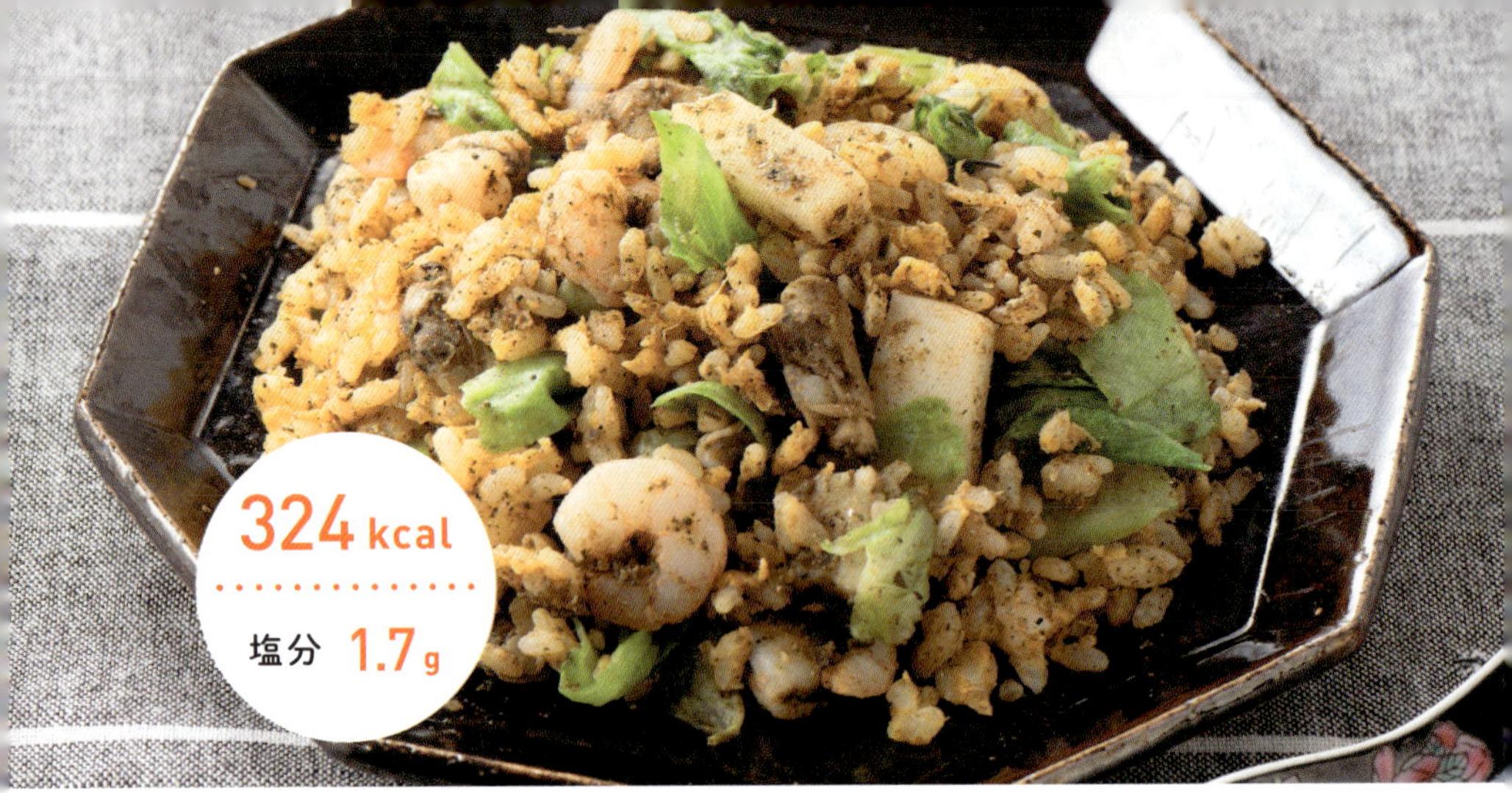

冷凍シーフードミックスでかさ増し＆お手軽に

海鮮とレタスのヘルシーチャーハン

材料（2人分）

シーフードミックス（冷凍）…200g
レタス…大4枚
卵…1個
ごはん…200g
油…小さじ2
やせる出汁…大さじ2
塩…小さじ 1/2
しょうゆ…小さじ1

作り方

1 シーフードミックスは解凍して水気をきっておく。レタスは3センチ角程度に切る。ごはんに卵を混ぜ合わせておく。

2 フライパンに油を熱し、ごはんを入れて全面に広げ、焼き炒める（いじりすぎるとパラパラにならないので、焼くように炒めるとよい）。ごはんがパラパラとしてきたらシーフードミックスとやせる出汁、レタス、塩を入れて火を通しながら炒める。

3 フライパンの片側に寄せて、空いたところにしょうゆを垂らして焦がし、香りがしてきたら全体を混ぜ合わせる。

健康ポイント

イカやエビに含まれるタウリンが疲労回復に効果的。魚介のうま味がさらにコクと深みを出します。

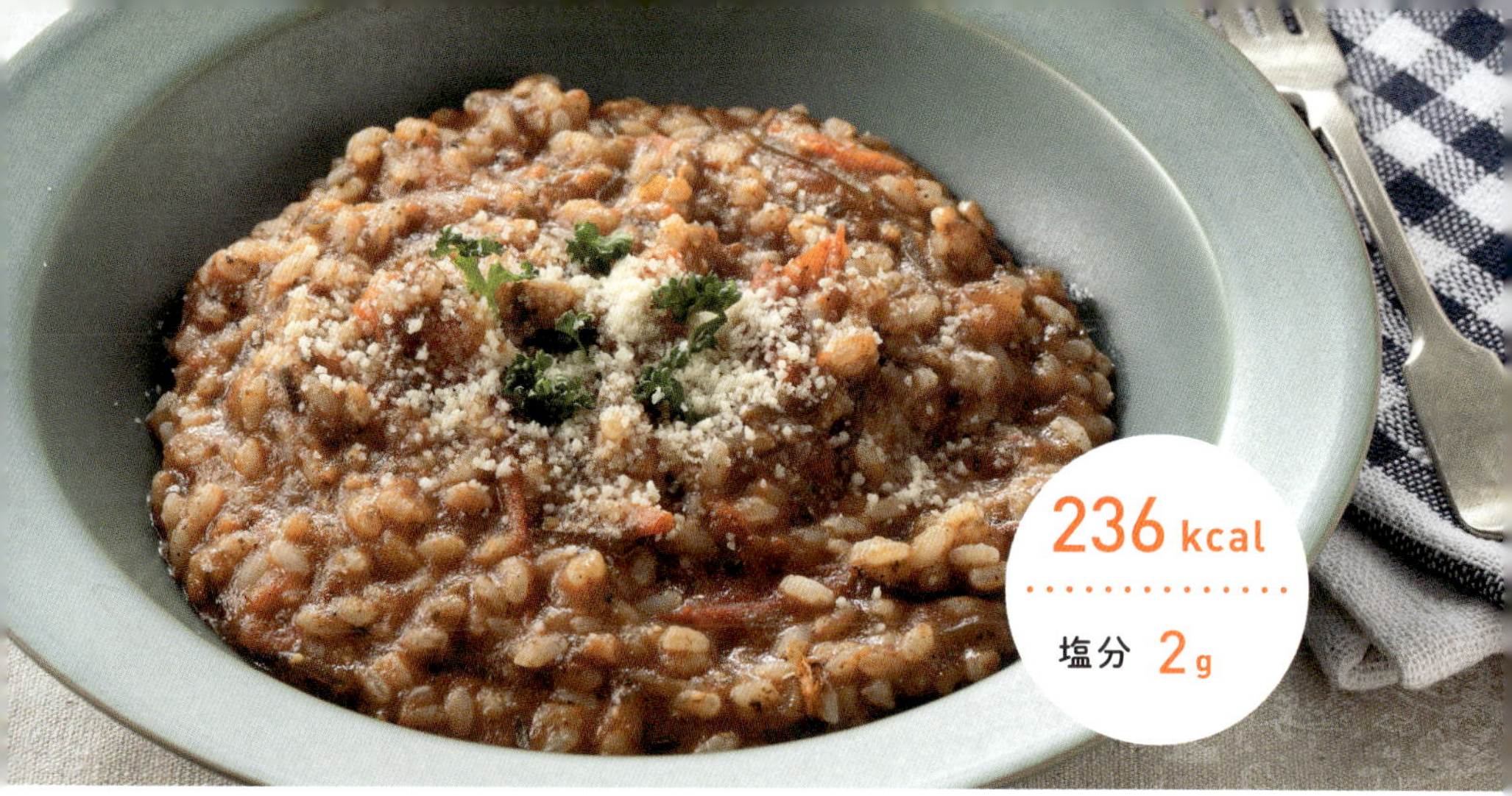

トマトを丸ごと1個使い、お米からつくるお手軽リゾット

栄養満点！うま味濃厚リゾット

材料（2人分）

米…80g
トマト…2個
オリーブオイル…小さじ2
水…1カップ
やせる出汁…大さじ2
塩…小さじ1/2強
粉チーズ・こしょう・パセリ…各適宜

健康ポイント

ビタミン、ミネラルの宝庫のトマトを丸ごと1個食べられる。薄味でもうま味の効果で満足感は高く、料理をするのが面倒な日やごはんを炊き忘れた日でも、15分弱でリゾットが完成！

作り方

1 トマトを1センチ角に切る。
2 フライパンにオリーブオイルとお米を入れて炒め、お米が半透明状になったらトマトと水、やせる出汁を加えてひと煮立ちさせ、ときどき混ぜながら中火弱で約12分煮る。
3 お米の硬さがお好みの状態になったら、塩を入れて味をととのえる（お米の硬さが硬い場合は、水（分量外）を足しながらお好みの状態まで煮込む）。
器に盛り付け粉チーズとパセリ、こしょうを振る。

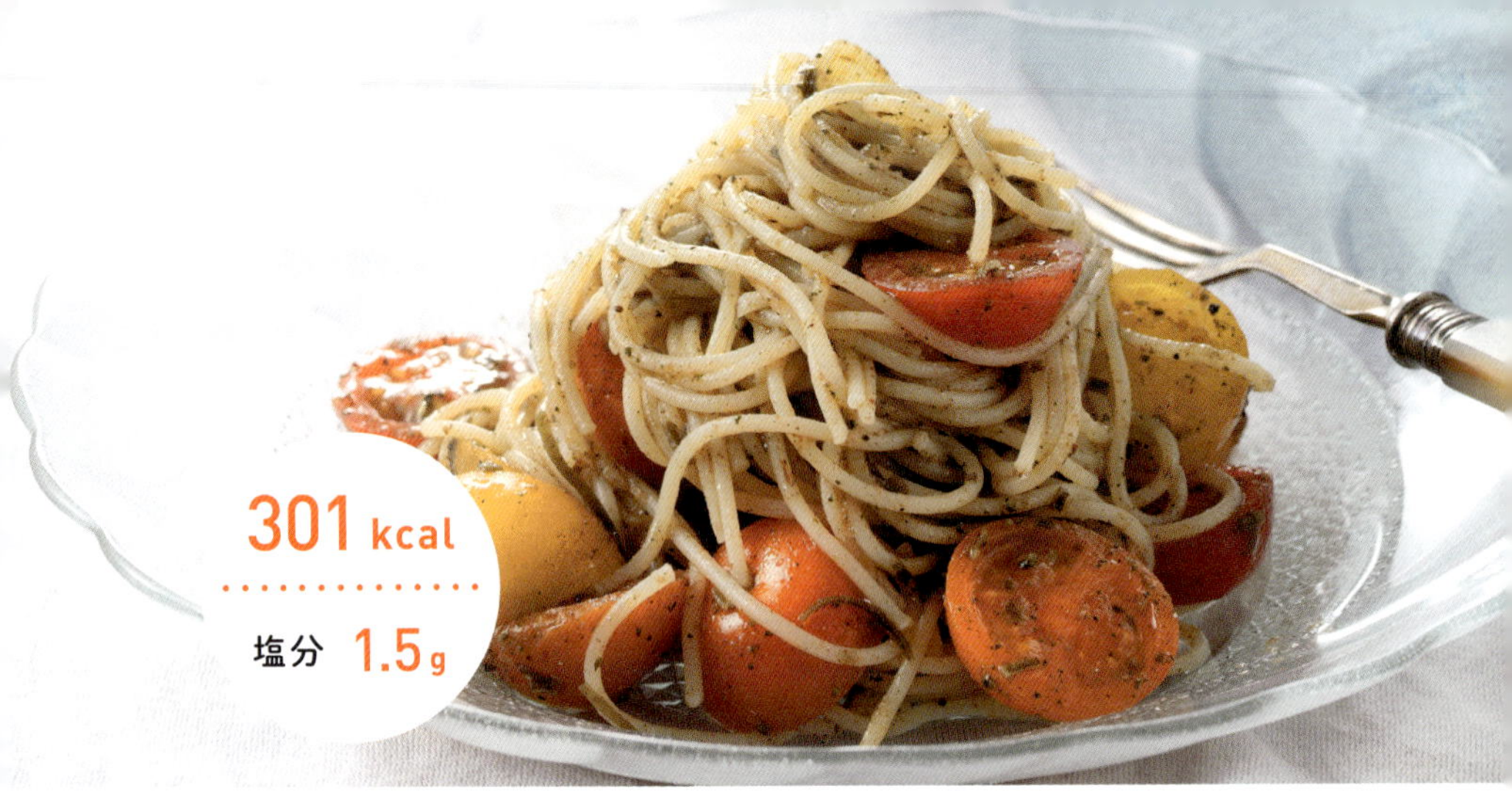

301 kcal
塩分 1.5g

トマトとオリーブオイルの最強コンビでリコピンの吸収率UP！

ミニトマトの元気ハツラツ冷製パスタ

材料（2人分）

ミニトマト…12個
早ゆでパスタ（サラダスパでもOK）…100g
A【オリーブオイル・酢…各大さじ1と1/3、**やせる出汁**…大さじ2、塩…小さじ1/3強、こしょう…少々】

作り方

1 ミニトマトを半分に切り、大きめのボウルにAと入れてなじませる。
2 早ゆでパスタをゆでて冷水でしっかりと冷やして水気をきり、1に絡ませる。

健康ポイント

トマトよりも栄養価が高いミニトマトをふんだんに使い、加熱せずにそのまま丸ごと食べるから、アンチエイジング効果も大!!

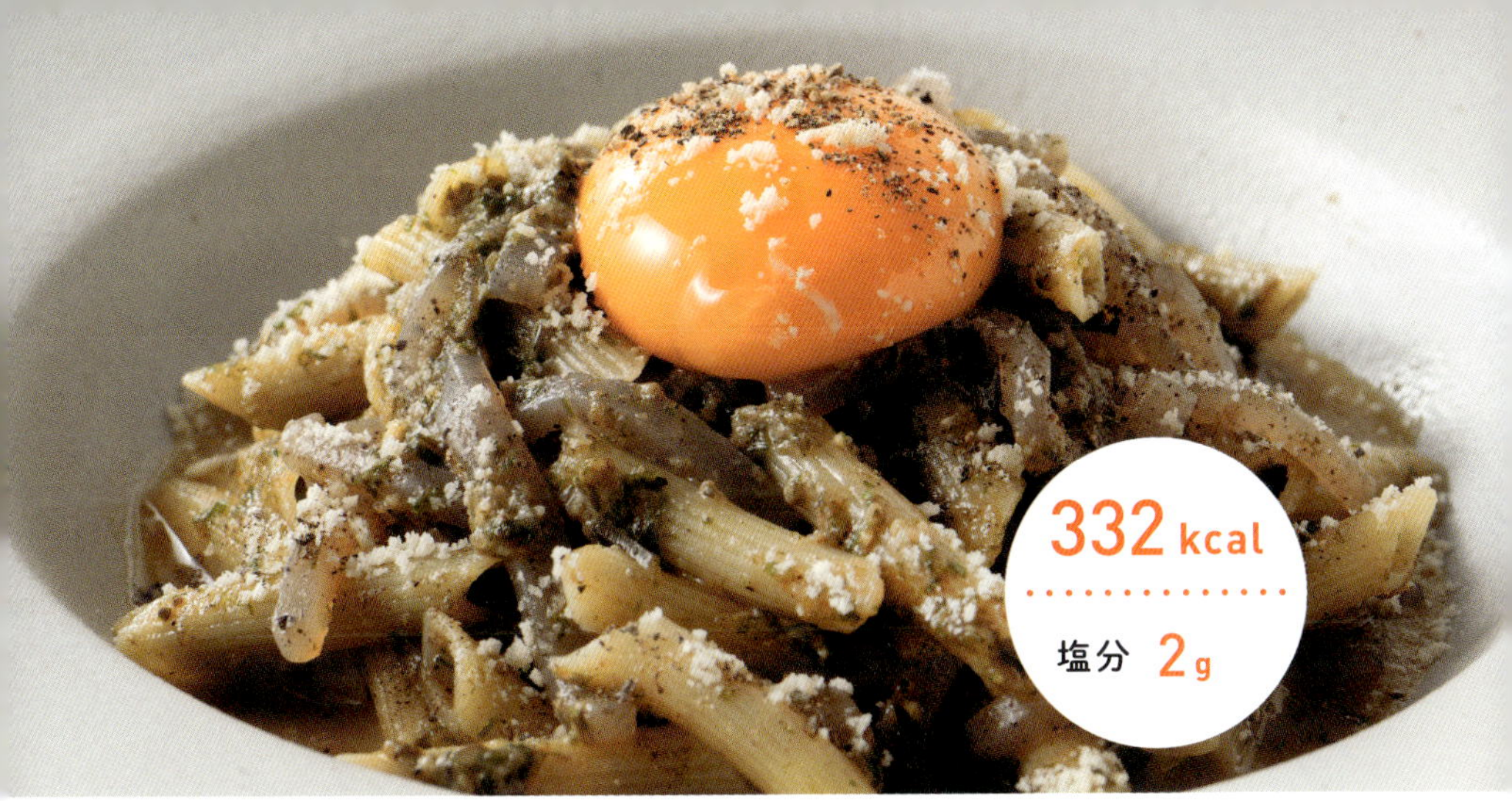

かさ増しこんにゃく、出汁とチーズのうま味を活かしてヘルシーに

おなかすっきり和風カルボナーラ

材料（２人分）

つきこんにゃく…200g
早ゆでパスタ（ペンネ）…60g
A【卵…２個
粉チーズ…大さじ2
無調整豆乳…大さじ2
あおさ…小さじ2】
塩…小さじ 1/ 3強
水…1と 1/2 カップ
やせる出汁…大さじ2
粉チーズ・やせる出汁…各適宜
卵黄…2個

作り方

1 A をボウルで混ぜ合わせておく。
2 フライパンにつきこんにゃくを入れて乾煎りする。水分がとんだら、つきこんにゃくを取り出さずにそのまま、塩、水、やせる出汁を入れてひと煮立ちさせる。
3 早ゆでパスタを入れてときどき混ぜながら水分がなくなるまでゆで、熱いうちに A に入れてよく混ぜて器に盛り付ける。卵黄を添えて、お好みで、粉チーズとやせる出汁を振る。

健康ポイント

かさ増しにこんにゃくをたっぷり使って、不足しがちな食物繊維をプラス。カルシウムがしっかり摂れて、かさもあるので、満足度が高い一品。

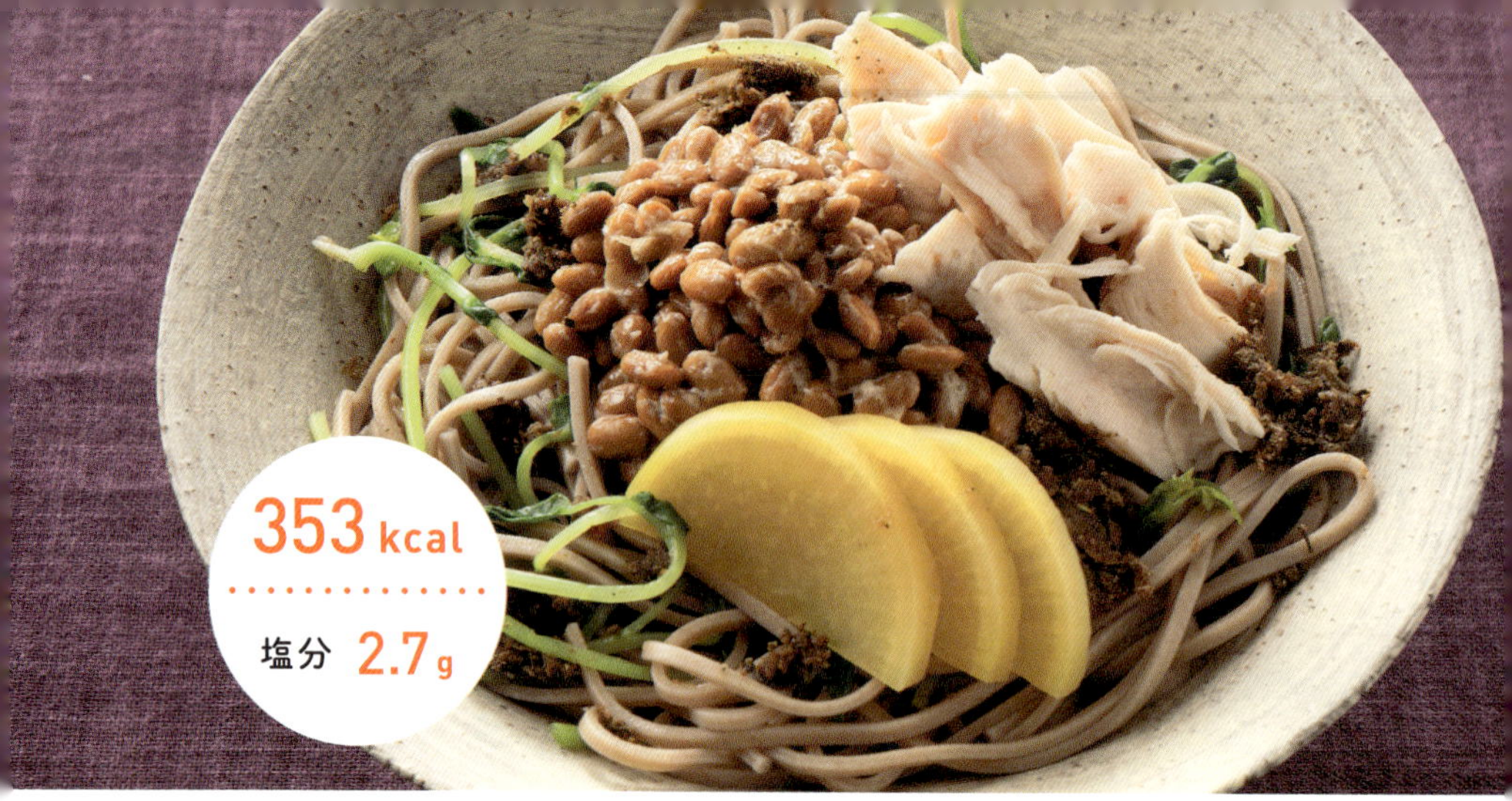

かさ増しに豆苗をプラスして、健康食材をトッピング

血管よろこぶねばねばまぜそば

材料（2人分）

そば…1束
豆苗…1袋（100g）
ささみ…2本
納豆…2パック
たくあん…30g
梅干し（大）…1粒
A【水・**やせる出汁**…各大さじ2
みりん・しょうゆ…各大さじ1】

作り方

1 豆苗は根を除いておく。梅干しの種を除いてたたき、Aと混ぜ合わせてタレをつくる。たくあんは食べやすく切っておく。

2 そばを表示通りにゆで、ゆで上がり3分前にささみを入れ、1分前に豆苗を加えて一緒にゆであげて、水でしっかりと冷やす。ささみは手で食べやすい大きさに割く。

3 器に麺を盛り付け、混ぜた納豆、たくあん、ささみを添えてタレをかける。全体を混ぜながらいただく。

健康ポイント

ささみと豆苗はそばと一緒にゆでて、時短&洗い物削減。納豆はナットウキナーゼを活かすため、生のままで添えるだけ！　めんつゆ不要、やせる出汁と素材のうま味でいただく。

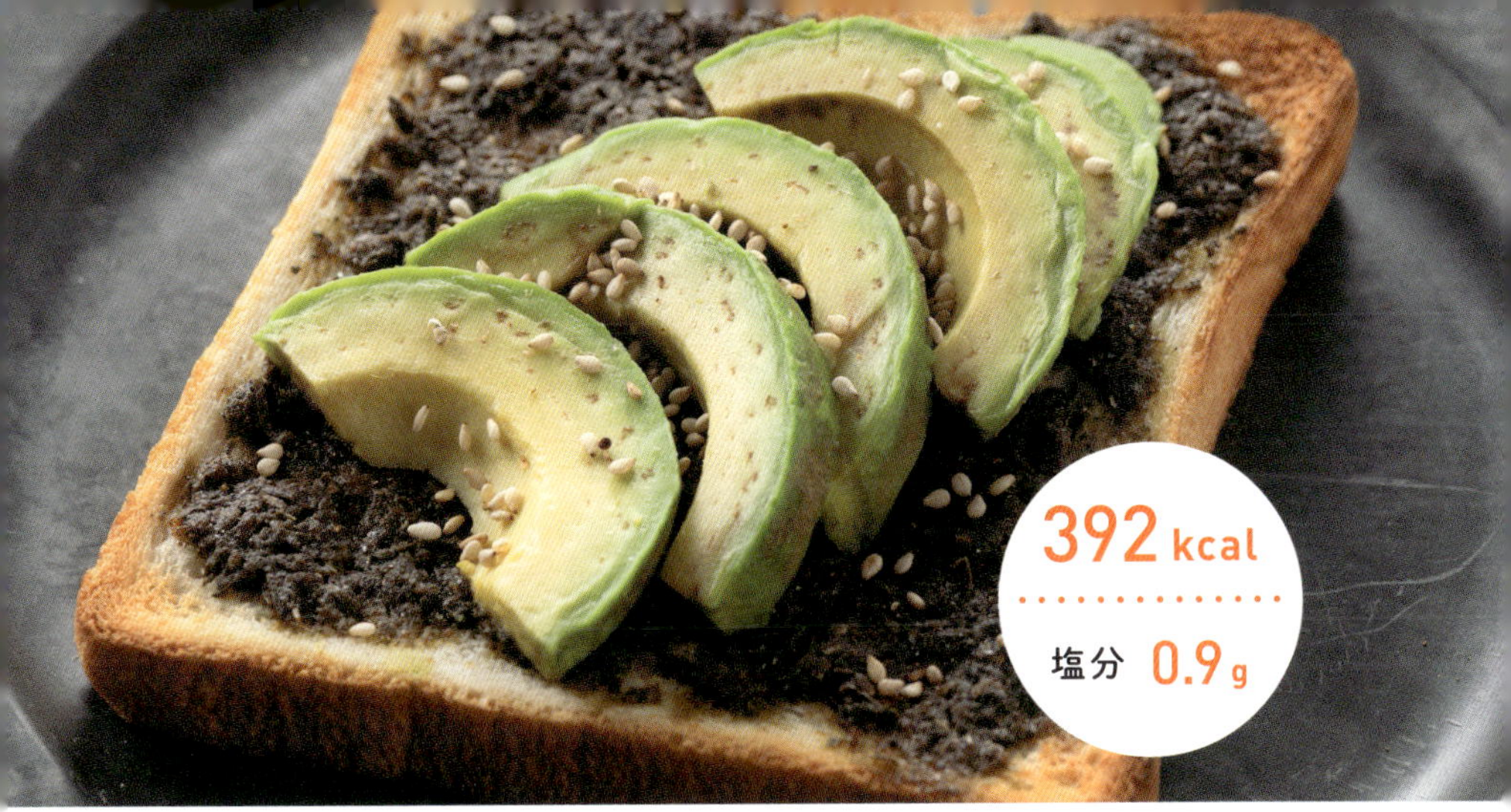

アボカドはダイエット中こそ食べたいスーパーフード

きれいやせアボカドトースト

材料（2人分）

食パン（8枚切り）…2枚
アボカド…1個
A【オリーブオイル・みりん…各大さじ1と1/2
やせる出汁…大さじ2】
ごま…適宜

作り方

1 Aを混ぜ合わせて食パンに塗り、こんがりとするまでトーストする。
2 アボカドを1センチ厚の半月切りにしてならべ、ごまを振る。

健康ポイント

アボカドは高カロリーだが、善玉コレステロールを増やし、体脂肪を落とす不飽和脂肪酸が豊富。生のアボカドをのせて食べれば抗酸化作用も高まる。

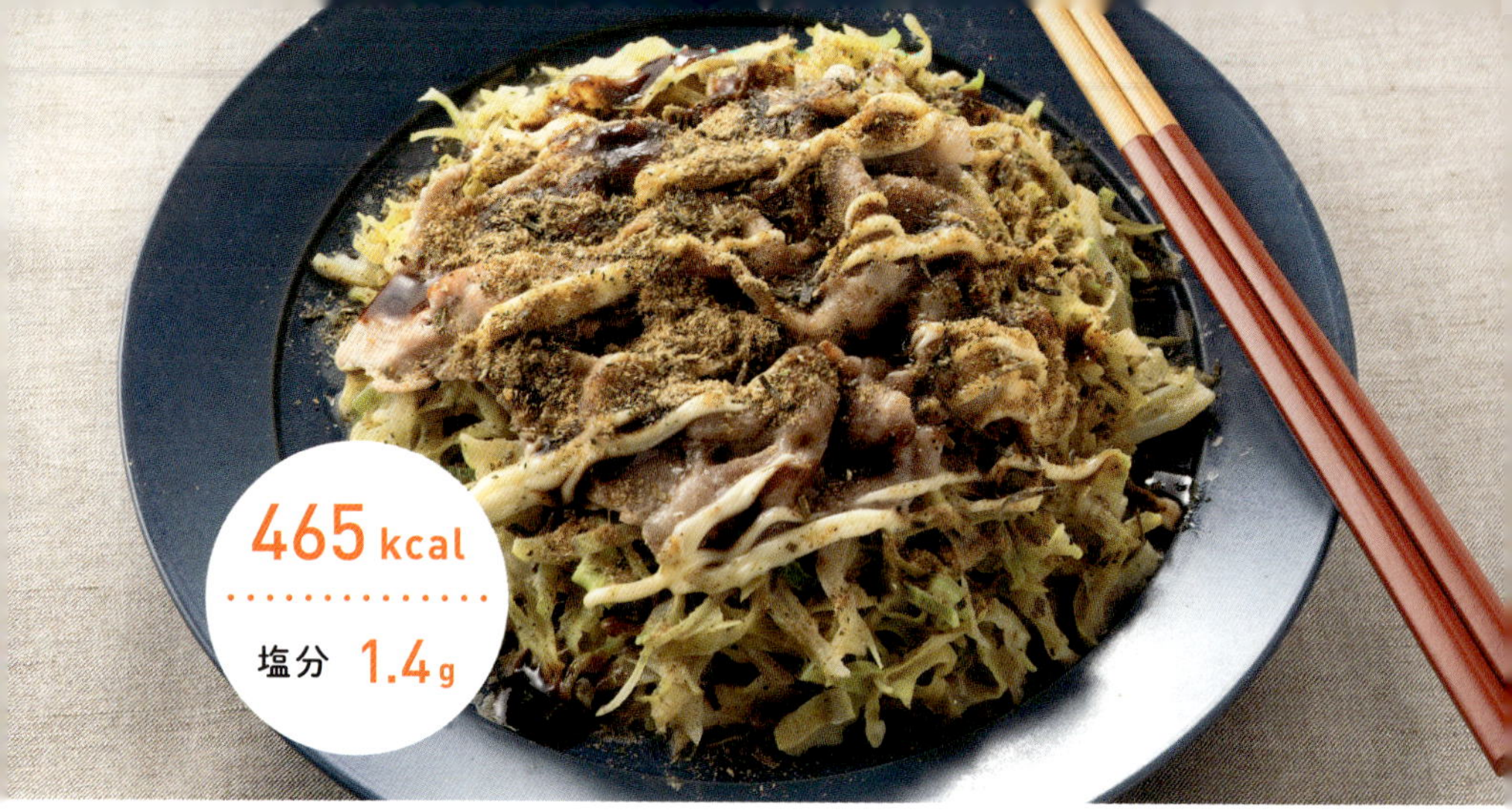

小麦粉は最小限、レンジ調理で失敗しらず！

レンジであっさりお好み焼き

材料（2人分）

キャベツ…300g
豚しゃぶ用薄切り肉…100g
A【水…1/2 カップ
卵…2個
小麦粉…80g
やせる出汁…大さじ2】
ソース・マヨネーズ・**やせる出汁**…各適宜（少々）

作り方

1 キャベツを千切りにして、Aと混ぜ合わせる。
2 耐熱皿に1の半量をのせて丸く形を整え、ラップをかけて電子レンジで４～５分加熱する。一度ラップを外して豚しゃぶ薄切り肉を広げてのせ、再び電子レンジで約1分加熱して火を通す。やせる出汁、または、ソースとマヨネーズを少量かける。

健康ポイント

たっぷりキャベツは、レンジで蒸して手軽に＆ビタミンを少しでも残しながら調理！つなぎの卵もレシチンたっぷりで脂肪肝などの予防にも‼ やせる出汁のうま味が強いので、ソースやマヨネーズは少量でもおいしい。

「やせる出汁」は新しい時代の画期的ダイエット

かつて私は、糖尿病内科医として、治療の一環として患者さんにやせるよう指導はしても、最適なやせ方を教えられないことにジレンマを抱いていました。

自分自身の経験からも、ストレスが食の暴走を招くこと、「やせたいけど、食べたい」気持ちを意思の力でコントロールするのは難しいことを痛感していました。

私のダイエット外来のモットーは、いかに患者さんのストレスを軽減し、その方に最適な方法で適正体重へと導くか。

1日300人を診察するには、私の中に膨大な知識が必要です。そのため、常に最新のダイエット情報に触れることを心がけ、知識のアップデートをしてきました。

しかし、どれほど信頼に値するエビデンスでも、日本の気候や風土、日本人の性格や体質にそのまま当てはめてよいものか、悩むことが多くあったのも事実です。日本人の主食の白米をダイエットの敵として位置付ける風潮にも疑問がありました。1日3食ごはんを食べていても、やせている人はたくさんいます。ダイエットの本質は糖質制限だけではないと思いながらも、それに変わる決定打を見つけられずに数年を過ごしてきましたが、ここにきて、私の中で答えが見つかりました。


出汁に含まれるうま味成分は、生後間もない赤ちゃんも好む味であること。

日本人がいちばん健康であった1975食には、出汁が多用されていること。

食の好みを根本から変えていくには、味覚から変えていく必要があり、そのための強い働きかけをしてくれるのが出汁であること。

出汁には、ダイエットの大敵であるストレスを軽減する働きがあること。

こういった知識の点と点がつながり線となって、この「やせる出汁」は誕生しました。「やせる出汁」は、ダイエットの2本柱である食欲コントロールとストレスの軽減が同時に叶う、唯一にして画期的なダイエット法です。

令和元年に広く世に送り出した「やせる出汁」が、令和を代表するダイエット法になるのではないか。私の自信は、日を追うごとに深まるばかりです。

工藤孝文

1日1杯飲むだけダイエット

やせる出汁

発行日　2019年6月 3 日　第 1 刷
発行日　2020年6月29日　第20刷

著者　工藤孝文

本書プロジェクトチーム
編集統括　柿内尚文
編集担当　舘瑞恵
デザイン　大場君人
編集協力　今富夕起、田代貴久（キャスティングドクター）、山崎修
料理制作　田村つぼみ
写真　長尾浩之
イラスト　山本郁子
校正　中山祐子

営業統括　丸山敏生
営業担当　池田孝一郎
営業推進　増尾友裕、藤野茉友、綱脇愛、渋谷香、大原桂子、桐山敦子、矢部愛、寺内未来子
販売促進　池田孝一郎、石井耕平、熊切絵理、菊山清佳、櫻井恵子、吉村寿美子、矢橋寛子、遠藤真知子、森田真紀、大村かおり、高垣真美、高垣知子、柏原由美
プロモーション　山田美恵、林屋成一郎

編集　小林英史、栗田亘、村上芳子、大住兼正、菊地貴広
講演・マネジメント事業　斎藤和佳、高間裕子、志水公美
メディア開発　池田剛、中山景、中村悟志、長野太介、多湖元毅
総務　生越こずえ、名児耶美咲
マネジメント　坂下毅
発行人　高橋克佳

発行所　株式会社アスコム
〒105-0003
東京都港区西新橋2-23-1　3東洋海事ビル
編集部　TEL：03-5425-6627
営業部　TEL：03-5425-6626　FAX：03-5425-6770

印刷・製本　中央精版印刷株式会社

Printed in Japan ISBN 978-4-7762-1018-4

登録するだけ!

購入者全員にプレゼント!

「1日1杯飲むだけダイエット
やせる出汁」
の電子版が
スマホ、タブレットなどで読めます!

本書をご購入いただいた方は、もれなく
本書の電子版をスマホ、タブレット、パソコンで読めます。

アクセス方法はこちら!

⇩

下記のQRコード、もしくは下記のアドレスからアクセスし、会員登録の上、案内されたパスワードを所定の欄に入力してください。
アクセスしたサイトでパスワードが認証されますと、電子版を読むことができます。

https://ascom-inc.com/b/10184

※通信環境や機種によってアクセスに時間がかかる、もしくはアクセスできない場合がございます。
※接続の際の通信費はお客様のご負担となります。

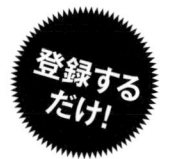